Marwa Abd EL Maksoud
Hanan Galal Azouz
Heba Essam Abou El Wafa

Depressão entre crianças com epilepsia em idade escolar e os seus irmãos

Marwa Abd EL Maksoud
Hanan Galal Azouz
Heba Essam Abou El Wafa

Depressão entre crianças com epilepsia em idade escolar e os seus irmãos

ScienciaScripts

Imprint
Any brand names and product names mentioned in this book are subject to trademark, brand or patent protection and are trademarks or registered trademarks of their respective holders. The use of brand names, product names, common names, trade names, product descriptions etc. even without a particular marking in this work is in no way to be construed to mean that such names may be regarded as unrestricted in respect of trademark and brand protection legislation and could thus be used by anyone.

Cover image: www.ingimage.com

This book is a translation from the original published under ISBN 978-3-659-85286-2.

Publisher:
Sciencia Scripts
is a trademark of
Dodo Books Indian Ocean Ltd. and OmniScriptum S.R.L publishing group

120 High Road, East Finchley, London, N2 9ED, United Kingdom
Str. Armeneasca 28/1, office 1, Chisinau MD-2012, Republic of Moldova, Europe
Managing Directors: Ieva Konstantinova, Victoria Ursu
info@omniscriptum.com

Printed at: see last page
ISBN: 978-620-8-36941-5

LISTA DE CONTEÚDOS

AGRADECIMENTOS

Obrigado a Alá

pela

realização deste trabalho

Quero exprimir a minha profunda gratidão a todos aqueles que me ajudaram a concluir este trabalho.

Dr. Hamdy Mohamed Bedair, Professor de Pediatria da Faculdade de Medicina da Universidade de Alexandria, pela sua supervisão e encorajamento e pela sua amabilidade ao longo de todo o trabalho.

Muito obrigado e apreço pela **Professora Dra. Hanan Galal Azouz**, Professora de Pediatria da Faculdade de Medicina da Universidade de Alexandria, pela sua ajuda ilimitada e insistência contínua na perfeição, sem a sua supervisão constante, esta tese não poderia ter atingido a sua forma atual.

Estou muito grato à Dra**. Heba Essam Abou El- wafa**, Professora de Neuropsiquiatria da Faculdade de Medicina da Universidade de Alexandria, pelas sugestões frutuosas e pela sábia orientação na elaboração desta tese.

Gostaria de agradecer a todos os membros da equipa e ao pessoal do Departamento de Pediatria por me terem ajudado a realizar este trabalho.

Por último, mas não menos importante, devo um agradecimento e uma gratidão especiais à minha família, que me acarinhou, amou e apoiou fielmente ao longo de todo este trabalho.

LISTA DE ABREVIATURAS

5-HT	:	5-Hydroxytryptophan
ADHD	:	Attention Deficit Hyperactivity Disorder
ADNFLE	:	Autosomal Dominant Nocturnal Frontal Lobe Epilepsy
AEDs	:	Anti-Epileptic Drugs
BECTS	:	Benign Epilepsy with Centro-Temporal Spikes
BFNS	:	Benign Familial Neonatal Seizures
CAE	:	Childhood Absence Epilepsy
CBCL	:	Child Behavior Check List
CDI	:	Children Depression Inventory
CP450	:	Cytochrome P450
CPS	:	Complex Partial Seizures
CT	:	Computed Tomography
DBS	:	Deep Brain Stimulation
DSM IV	:	Diagnostic and Statistical Manual of Mental disorders, version IV
ECoG	:	Electrocorticography
EEG	:	Electroencephalography
EME	:	Early Myoclonic Encephalopathy
FDA	:	Food and Drug Administration
GABA	:	Gamma Aminobutyric acid
GAD	:	Generalized Anxiety Disorder
GTC	:	Generalized Tonic Clonic
ILAE	:	International League Against Epilepsy
JAE	:	Juvenile Absence Epilepsy
JME	:	Juvenile Myoclonic Epilepsy
KCC2	:	Potassium-Chloride Co-transporter
MEI	:	Myoclonic Epilepsy in Infancy
MRI	:	Magnetic Resonance Imaging
MMD	:	Major Depressive Disorders
NICE	:	National Sentinel Audit of Epilepsy-Related Deaths

NKCC	:	Sodium-Potassium- Chloride Co-transporter
OCD	:	Obsessive–Compulsive Disorder
PD	:	Panic Disorder
PET	:	Photon Emission Tomography
PME	:	Progressive Myoclonus Epilepsies
PTSD	:	Post Traumatic Stress Disorder
RNS	:	Responsive Neurostimulation System
SADQ	:	Self Administrated Dependence Questionnaire
SADS	:	Schedule for Affective Disorders and Schizophrenia for School-Age Children
SdEEG	:	Subdural Electroencephalograph
SepAD	:	Separation Anxiety Disorder
SPECT	:	Single Photon Emission Computed Tomography
STAIs	:	State-Trait Anxiety Inventory scale
SUDEP	:	Sudden Unexpected Death in Epileptics
TLE	:	Temporal Lobe Epilepsy
VNS	:	Vagus nerve stimulation
VPA	:	Valproic Acid

I. INTRODUÇÃO

Epilepsia

(do grego antigo ἐπιληψία (epilepsia) - "ter convulsões") é uma doença caracterizada por convulsões recorrentes (duas ou mais) não provocadas, separadas por mais de 24 horas. **As convulsões** são sinais e/ou sintomas transitórios (comportamentais, motores e/ou função autonómica) de atividade neuronal anormal, excessiva ou síncrona no cérebro .[1,2]

Revisão histórica

No passado, a epilepsia era associada a experiências religiosas e até a possessão demoníaca. Na antiguidade, a epilepsia era conhecida como a "doença sagrada", porque as pessoas pensavam que os ataques epilépticos eram uma forma de ataque dos demónios. Na Roma antiga, a epilepsia era conhecida como Morbus Comitialis ("doença da sala de assembleia") e era vista como uma maldição dos deuses. Hipócrates observou que a epilepsia deixaria de ser considerada divina, no dia em que fosse compreendida. No entanto, na maior parte das culturas, as pessoas com epilepsia foram estigmatizadas, evitadas ou mesmo aprisionadas. Até hoje, na Tanzânia, tal como noutras partes de África, a epilepsia é associada a possessão por espíritos malignos, feitiçaria ou envenenamento e muitos acreditam que é contagiosa. O estigma continua até hoje. [3]

Epidemiologia

A epilepsia é uma das doenças neurológicas graves mais comuns. [4] A grande maioria dos estudos sobre a prevalência da epilepsia registou taxas entre 4 e 10 por 1000.[5-7] É a doença neurológica mais comum nas crianças e a sua prevalência na infância em 2000 na Noruega está estimada em 0,05-1%.[8, 9]

As condições genéticas, congénitas e de desenvolvimento estão mais associadas à epilepsia nos doentes mais jovens; os tumores são mais frequentes a partir dos 40 anos; os traumatismos cranianos e as infecções do sistema nervoso central podem ocorrer em qualquer idade. Cerca de 50 milhões de pessoas em todo o mundo têm epilepsia, sendo que quase 80% destas pessoas vivem em países em desenvolvimento. A taxa de incidência anual aproximada da epilepsia é de 40-70 por 100.000 nos países industrializados e de 100-190 por 100.000 nos países com poucos recursos; as pessoas socioeconomicamente desfavorecidas correm um risco mais elevado.[5] Nos países industrializados, a taxa de incidência diminuiu nas crianças, mas aumentou nos idosos durante as três décadas anteriores a 2003.[10]

Classificação

A classificação das epilepsias e das crises foi efectuada pela Liga Internacional contra a Epilepsia' s Commission on Classification and Terminology 2010 (**ILAE**). [11]

1. Modo de início das crises e classificação das crises:

- **Focal** indica que as crises têm origem principalmente em redes limitadas a um hemisfério cerebral. Estas podem ser discretamente localizadas ou mais amplamente distribuídas. Algumas lesões em estruturas subcorticais podem produzir crises focais (por exemplo, hamartomas hipotalâmicos). Isto também se aplica aos casos em que as crises focais podem surgir independentemente em ambos os hemisférios (por exemplo, epilepsia bilateral do lobo temporal mesial ou epilepsia benigna com picos temporais centrais (BECTS). A descrição das crises focais, que utiliza os termos crises parciais simples, parciais complexas e parciais secundariamente generalizadas, baseia-se na perturbação da consciência:

a) Sem perturbação da consciência/responsividade:

1. Com componentes motores ou autonómicos observáveis (corresponde aproximadamente ao conceito de crise parcial simples).

2. Envolvendo apenas fenómenos sensoriais ou psíquicos subjectivos (corresponde ao conceito de aura).

b) Com perturbação da consciência/responsividade (corresponde aproximadamente ao conceito de crise parcial complexa).

c) Evolução para uma crise convulsiva bilateral (envolvendo componentes tónicos, clónicos ou tónicos e clónicos; substitui o termo crise secundariamente generalizada).

- As crises epilépticas **generalizadas** têm origem em redes distribuídas bilateralmente e são rapidamente activadas. Essas redes bilaterais podem incluir estruturas corticais e subcorticais, mas não necessariamente todo o córtex. Embora o início de uma crise possa parecer localizado, a localização e a lateralização não são consistentes de uma crise para outra. As crises generalizadas podem ser assimétricas. **Classificação das crises generalizadas:** a) Tónico-clónicas b) Ausência * Típicas

* Atípico

*	Ausência com caraterísticas especiais: Ausência mioclónica Mioclonia palpebral

c) Mioclónica * Mioclónica

*	Mioclónica atónica

*	Mioclónica tónica

d)	Clónico

e)	Tónico

f)	Atónico

- Além disso, foram introduzidas as seguintes alterações específicas na classificação das convulsões:

a)	As convulsões neonatais já não são consideradas como uma entidade separada. As convulsões em recém-nascidos podem ser classificadas de acordo com o esquema proposto.

b)	A anterior subclassificação das crises de ausência foi simplificada e alterada. As crises de ausência mioclónicas e a mioclonia palpebral são agora reconhecidas.

c)	Os espasmos epilépticos estão agora incluídos na sua própria categoria como convulsões que podem ser generalizadas, focais ou de início incerto.

d)	As crises mioclónicas atónicas (por vezes designadas por mioclónicas astáticas) são agora reconhecidas.

e)	A categoria de crises epilépticas não classificadas foi eliminada.

2. Designação etiológica:

•	**Genética**: (idiopática) o conceito de epilepsia genética é o de que a epilepsia é o resultado direto de um defeito genético conhecido ou presumido, em que as convulsões são o principal sintoma da doença.

•	**Epilepsias secundárias a lesões estruturais ou metabólicas específicas**: no passado, muitos destes tipos de epilepsia eram agrupados como (epilepsias sintomáticas). As lesões estruturais incluem doenças adquiridas, como o acidente vascular cerebral. No entanto, também podem ser de origem genética (por exemplo, esclerose tuberosa, muitas malformações do desenvolvimento cortical). **Epilepsias atribuídas e organizadas por causas estruturais-metabólicas:**

a) Malformações do desenvolvimento cortical

b) Síndromes neurocutâneas (complexo de esclerose tuberosa, Sturge-Weber)

c) Tumor

d) Infeção

e) Trauma

f) Angioma

g) Insultos peri-natais

h) Acidente vascular cerebral

- **Causa desconhecida**: no passado eram denominadas (criptogénicas). A natureza da causa subjacente é ainda desconhecida, pode ter um defeito genético fundamental no seu cerne ou pode ser consequência de uma perturbação ou doença distinta ainda não reconhecida. Estas epilepsias representam um terço ou mais de todas as pessoas com epilepsia.

3. Síndromes e Epilepsias:

a) Síndromes electroclínicas organizadas por idade de início :

o Período neonatal

Convulsões neonatais familiares benignas (BFNS) Encefalopatia mioclónica precoce (EME) Síndrome de Ohtahara

o Infância

Síndrome de West

Epilepsia mioclónica na infância (MEI)

Convulsões infantis benignas

Síndrome de Dravet

o Infância

Epilepsia occipital infantil benigna de início precoce

Epilepsia occipital infantil de início tardio (tipo Gastaut)

Epilepsia benigna com picos centrotemporais (BECTS)

Epilepsia nocturna autossómica dominante do lobo frontal (ADNFLE)

Síndrome de Lennox-Gastaut

Síndrome de Landau-Kleffner

Epilepsia de ausência na infância (CAE)

- Adolescência - Adulto

Epilepsia de ausência juvenil (EJA)

Epilepsia mioclónica juvenil (EMJ)

Epilepsia mioclónica progressiva (PME)

Epilepsia parcial autossómica dominante com caraterísticas auditivas

Outras epilepsias familiares do lobo temporal

b) Relação de idade menos específica

Epilepsia focal familiar com focos variáveis (da infância ao adulto)

Epilepsias reflexas

c) Constelações distintivas

Epilepsia do lobo temporal mesial com esclerose do hipocampo

Síndrome de Rasmussen

4. Evolução natural:

Muitos termos têm sido usados para descrever o curso natural e as consequências da epilepsia. Estes termos incluem "encefalopatia epilética" e "benigno".

- **Encefalopatia epilética**:

Contribuem para graves deficiências cognitivas e comportamentais, para além do que seria de esperar da patologia subjacente (por exemplo, malformação cortical) por si só, e que podem agravar-se com o tempo. A ideia é que, suprimindo ou prevenindo a atividade epilética, se pode melhorar as perspectivas cognitivas e comportamentais da perturbação no cérebro em desenvolvimento; este conceito levou à esperança de que uma intervenção rápida e eficaz deve e pode ser utilizada antes de a atividade epilética anormal interferir com os processos normais de desenvolvimento do cérebro. Estudos recentes[12-14] em crianças da literatura cirúrgica e farmacológica tendem a apoiar este conceito.

O termo "encefalopatia epilética" pode ser usado para caraterizar síndromes, bem como para ser aplicado a indivíduos. Uma encefalopatia epilética é uma síndrome electro-clínica associada a uma probabilidade muito elevada de o indivíduo desenvolver caraterísticas de encefalopatia que se apresentam ou se agravam após o início da epilepsia. Separadamente, mas é importante notar que, como grupo, tendem a ser muito farmacorresistentes, sendo as mais conhecidas e mais comuns as síndromes de West, Lennox-Gastaut, Dravet e Landau-Kleffner.

- **Benigna**: Os nomes de muitas síndromes contêm a palavra "benigna":

a) Envolvem convulsões que são autolimitadas, na medida em que a remissão espontânea, independentemente do tratamento, ocorre numa idade esperada e a remissão é o resultado esperado na grande maioria dos casos.

b) As consequências das crises, caso existam, não são geralmente incapacitantes durante a fase ativa da perturbação convulsiva. Isto não exclui um risco acrescido de perturbações cognitivas e comportamentais ligeiras a moderadas antes, durante ou após a fase ativa das crises.

Fisiopatologia

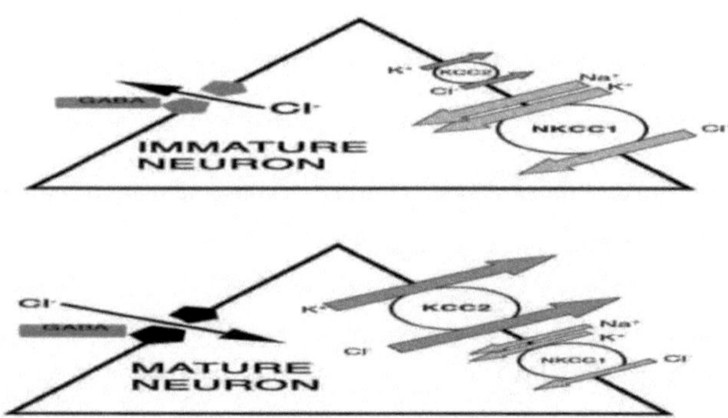

Figura 1: Mecanismos básicos que afectam as concentrações de cloreto no sistema imaturo

e neurónios maduros. (15)

Fisiopatologia das convulsões e da epilepsia no cérebro imaturo

No **neurónio imaturo**: o co-transportador sódio-potássio-cloreto (NKCC1) é expresso em concentrações elevadas. Consequentemente, os aniões cloreto são bombeados e acumulam-se no interior da célula, uma vez que a baixa expressão do cotransportador potássio-cloreto (KCC2) não os consegue expulsar para fora da célula. Esta acumulação de cloreto desloca o potencial de inversão de cloreto para um valor mais positivo do que o potencial de membrana. Após o funcionamento do recetor GABAA, o canal de cloreto é aberto após a ligação do GABA (ácido gama aminobutírico), o fluxo de cloreto é direcionado do interior da célula para o exterior, transportando carga negativa e tornando assim o interior dos neurónios imaturos mais positivo, ocorrendo assim a despolarização da membrana. Esta despolarização pode gerar potenciais de ação de sódio e de cálcio.

No **neurónio maduro**, a expressão de NKCC1 é baixa, enquanto a expressão de KCC2 é alta. Esta disposição mantém a concentração intracelular de cloreto baixa e o potencial de reversão do cloreto é mais negativo do que o potencial de membrana. Após a ligação do GABA ao recetor GABAA, os canais de cloreto abrem-se e os aniões cloreto fluem para o interior da célula. Isto torna a célula mais negativa no seu interior e ocorre uma hiperpolarização da membrana. A hiperpolarização torna mais difícil o disparo de potenciais de ação. [(15)]

Mutações em vários genes

Vários genes que codificam subunidades proteicas de canais iónicos dependentes de voltagem e de ligandos têm sido associados a formas de epilepsia generalizada e a síndromes convulsivas infantis. Um mecanismo especulado para algumas formas de epilepsia hereditária são mutações nos genes que codificam as proteínas dos canais de sódio; estes canais de sódio defeituosos permanecem abertos durante demasiado tempo, tornando assim o neurónio hiperexcitável. Outro mecanismo possível envolve mutações que levam a uma ação ineficaz do GABA (o neurotransmissor inibitório mais comum do cérebro). [(16)]

O glutamato, um neurotransmissor excitatório, pode ser libertado dos neurónios em grandes quantidades, o que, ao ligar-se a neurónios glutamatérgicos próximos, desencadeia uma libertação excessiva de cálcio (Ca^{2+}) nestas células pós-sinápticas. Esta libertação excessiva de cálcio pode ser neurotóxica para a célula afetada, pelo que o hipocampo, que contém um grande volume destes neurónios glutamatérgicos, é especialmente vulnerável a crises epilépticas, à subsequente propagação da excitação e à possível morte neuronal.

Epileptogénese

A epileptogénese é uma condição crónica em que um cérebro normal desenvolve epilepsia. O processo ocorre na epilepsia sintomática, em que as convulsões são causadas por uma lesão identificável no cérebro, como um traumatismo crânio-encefálico (trauma físico no cérebro), um acidente vascular cerebral ou uma infeção. [17]

A epileptogénese é uma série de eventos que ocorrem entre o evento que causa a epilepsia e a primeira crise espontânea. Após a ocorrência de uma lesão cerebral, existe frequentemente um período "silencioso" ou "latente", que dura meses ou anos, durante o qual não ocorrem crises. Durante este período latente, ocorrem alterações na estrutura e fisiologia do cérebro que resultam no desenvolvimento da epilepsia. [18,19]

Causa da morte:

As pessoas com maior risco de morte relacionada com a epilepsia têm, normalmente, uma doença neurológica subjacente ou crises mal controladas; as pessoas com síndromes de epilepsia mais benignas têm pouco risco de morte relacionada com a epilepsia. Para além dos sintomas das doenças subjacentes que podem fazer parte de certas epilepsias, as pessoas com epilepsia correm **o risco de morrer** devido a quatro problemas principais: [20]

a) Status epilepticus: (mais frequentemente associado ao não cumprimento dos anticonvulsivantes).

b) Suicídio associado à depressão.

c) Traumatismos provocados por convulsões.

d) Morte súbita inesperada em epilepsia (SUDEP). [21]

A Auditoria Nacional Sentinela do NICE sobre Mortes Relacionadas com a Epilepsia chamou a atenção para este importante problema. A Auditoria revelou que: "Todos os anos, no Reino Unido, ocorrem 1.000 mortes devido à epilepsia, a maioria das quais está associada a convulsões, e 42% das mortes eram potencialmente evitáveis". [22]

Diagnóstico da epilepsia:

Quando um doente apresenta uma convulsão ou eventos semelhantes a uma convulsão, os objectivos são identificar se o evento foi ou não uma convulsão. Se foi uma convulsão, é necessário identificar o tipo de convulsão com base nos critérios da ILAE, identificar a etiologia da convulsão, antecipar a recorrência e a necessidade de tratamento, o que pode ser feito utilizando a história pormenorizada dos pais sobre o acontecimento em si, os acontecimentos anteriores e o período pós-convulsivo. Deve ser efectuado um exame físico e neurológico.

O EEG continua a ser o teste de referência para a avaliação das convulsões. O EEG de rotina é normalmente utilizado nas seguintes circunstâncias clínicas: [23]

- Caracterizar as crises para efeitos de tratamento.
- Para localizar a região do cérebro a partir da qual se origina uma convulsão, para efeitos de avaliação de uma possível cirurgia de convulsão.
- Para determinar se é necessário suspender a medicação anti-epilética.
- Monitorizar o estado epilético não-convulsivo em unidades de cuidados intensivos.
- Diferenciar a encefalopatia "orgânica" ou o delirium de síndromes psiquiátricos primários como a catatonia.
- Para servir como teste adjuvante de morte cerebral.
- Fazer prognósticos, em certos casos, em doentes em coma.

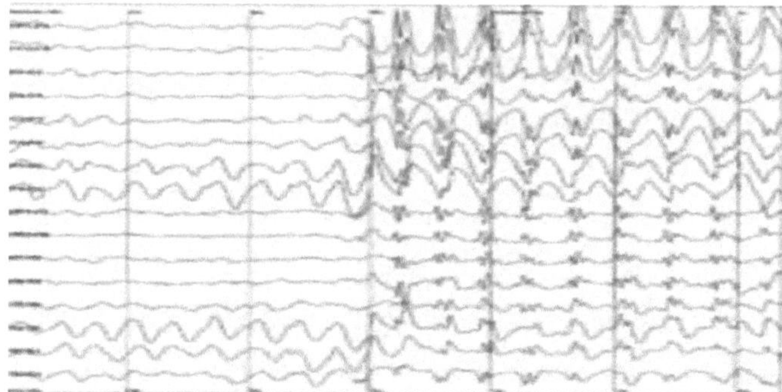

Figura 2: Descargas de picos e ondas epilépticas monitorizadas com EEG [24]

Por vezes, um EEG de rotina não é suficiente, particularmente quando é necessário registar um doente enquanto este está a ter uma convulsão. Neste caso, o doente pode ser internado no hospital durante dias ou mesmo semanas, enquanto o EEG é constantemente registado (juntamente com a gravação áudio e vídeo sincronizada no tempo). Isto pode dar uma informação significativamente melhor sobre se uma crise é ou não uma crise epilética e o foco no cérebro de onde emana a atividade da crise.[23]

Se um doente com epilepsia estiver a ser considerado para uma cirurgia de ressecção, é frequentemente necessário localizar o foco (fonte) da atividade cerebral epilética com uma resolução superior à fornecida pelo EEG do couro cabeludo. Isto deve-se ao facto de o líquido cefalorraquidiano, o crânio e o couro cabeludo obstruírem os potenciais eléctricos registados pelo EEG do couro cabeludo. Nestes casos, os neurocirurgiões implantam normalmente tiras e grelhas de eléctrodos (ou eléctrodos de profundidade penetrante) sob a dura-máter, através de uma craniotomia ou de um orifício. O registo destes sinais é designado por electrocorticografia (ECoG), EEG subdural (sdEEG) ou EEG intracraniano (icEEG). [23]

A tomografia computorizada (TC) é muito útil na identificação de hemorragias intracranianas, malformações vasculares importantes e ventriculomegalia. A sensibilidade da TC é de aproximadamente 30% na deteção de muitas das causas de epilepsia. Tendo em conta estas limitações, bem como os riscos de exposição à radiação em bebés e crianças pequenas, a TC foi substituída pela RMN na avaliação electiva da epilepsia infantil, especialmente em crises focais ou na presença de exame neurológico anormal para excluir malformações estruturais ou vasculares subjacentes.

Tratamento

1) Medicamentos:

A base do tratamento da epilepsia são os medicamentos anticonvulsivantes. Muitas vezes, o tratamento com medicamentos anticonvulsivantes prolonga-se por toda a vida e pode ter efeitos importantes na qualidade de vida. A escolha entre os anticonvulsivantes e a sua eficácia varia consoante os tipos de epilepsia, os mecanismos, a eficácia para determinadas síndromes de epilepsia e os efeitos secundários. Atualmente, existem 20 medicamentos aprovados pela Food and Drug Administration para o tratamento de crises epilépticas nos Estados Unidos. [25]

Eficácia: a definição de "efetivo" varia. A aprovação da FDA geralmente exige que 50% do grupo de tratamento dos doentes tenha registado uma melhoria de pelo menos 50% na taxa de crises epilépticas. Cerca de 20% dos doentes com epilepsia continuam a ter crises epilépticas apesar do melhor tratamento anticonvulsivo. [25]

Segurança e efeitos secundários: oitenta e oito por cento dos doentes com epilepsia, num inquérito europeu, referiram pelo menos um efeito secundário relacionado com anticonvulsivantes. A maioria dos efeitos secundários são ligeiros e "relacionados com a dose" e podem frequentemente ser evitados ou minimizados pela utilização da menor quantidade eficaz. Alguns exemplos incluem alterações de humor, sonolência ou instabilidade na marcha. Alguns medicamentos anticonvulsivantes têm efeitos secundários "idiossincráticos" que não podem ser previstos pela dose. Alguns exemplos incluem erupções cutâneas, toxicidade hepática (hepatite) ou anemia aplástica. [26]

Princípios da utilização de anticonvulsivantes**:** o objetivo para cada doente é a ausência de convulsões e o mínimo de efeitos secundários, e a função do médico é ajudar o doente a encontrar o melhor equilíbrio entre os dois durante a prescrição de anticonvulsivantes. A maioria dos doentes consegue atingir este equilíbrio com monoterapia, ou seja, a utilização de um único medicamento anticonvulsivo. Alguns pacientes, no entanto, necessitam de politerapia, o uso de dois ou mais anticonvulsivantes. [27]

Se o controlo completo das crises for conseguido com um anticonvulsivante, um mínimo de dois anos sem crises é um período de tratamento adequado e seguro para um doente sem factores de risco. Os factores de risco proeminentes incluem idade >12 anos no início da doença, disfunção neurológica (deficiência motora, atraso mental), história de convulsões neonatais anteriores e numerosas convulsões antes de se conseguir o controlo. Numa criança com controlo completo das crises durante um mínimo de 2 anos e com factores de risco baixos, a probabilidade de recorrência é de cerca de (20-25%), particularmente nos primeiros 6 meses após a interrupção do anticonvulsivo.[27]

Os níveis séricos de AED podem ser verificados. A monitorização sérica de rotina dos níveis de anticonvulsivantes não é recomendada porque a prática não é rentável. Existem várias indicações importantes para a monitorização dos medicamentos anticonvulsivantes:[27]

a. No início da terapêutica anticonvulsivante, para confirmar que o nível do medicamento se encontra dentro do intervalo terapêutico.

b. Para doentes e famílias que não cumprem as regras.

c. No momento do status epilepticus.

d. Durante os surtos de crescimento acelerado.

e. Para doentes em politerapia, especialmente ácido valpróico, fenobarbital e lamotrigina devido a interações medicamentosas.

f. Para convulsões não controladas ou convulsões que mudaram de tipo.

g. Para sintomas e sinais de toxicidade de medicamentos.

h. Para doentes com doença hepática ou renal.

i. Para crianças com deficiências cognitivas ou físicas, nas quais a toxicidade pode ser difícil de avaliar.

Se a epilepsia de uma pessoa não puder ser controlada após ensaios adequados de dois ou três (os especialistas variam) medicamentos diferentes, diz-se que a epilepsia dessa pessoa é geralmente **refractária do ponto de vista médico**. Um estudo de doentes com epilepsia não tratada anteriormente demonstrou que 47% conseguiram controlar as crises com a utilização do seu primeiro medicamento único. 14% ficaram livres de crises durante o tratamento com um segundo ou terceiro medicamento. Outros 3% ficaram livres de crises com a utilização de dois medicamentos em simultâneo. Outras terapias, para além ou em vez de medicamentos anticonvulsivos, podem ser consideradas pelas pessoas com crises contínuas. [(28)]

2) Cirúrgico

A cirurgia da epilepsia é uma opção para os doentes cujas crises permanecem resistentes ao tratamento com medicamentos anticonvulsivos e que também têm epilepsia sintomática relacionada com a localização; uma anomalia focal que pode ser localizada e, por conseguinte, removida. O objetivo destes procedimentos é o controlo total das crises epilépticas, embora possam continuar a ser necessários medicamentos anticonvulsivos. [(29,30)]

3) Uma dieta cetogénica (rica em gorduras e pobre em hidratos de carbono)

Este tratamento deve ser considerado para o tratamento de convulsões recalcitrantes, particularmente em crianças com epilepsia mioclónica complexa com convulsões tónico-clónicas associadas. A dieta é também a terapia primária para crianças com deficiência de piruvato desidrogenase e deficiência da proteína transportadora de glucose. A utilização de ácido valpróico está contra-indicada em associação com a dieta cetogénica, uma vez que o risco de hepatotoxicidade aumenta.

Embora o mecanismo de ação da dieta cetogénica seja desconhecido, algumas evidências mostram que esta exerce um efeito anticonvulsivo secundário a níveis elevados de β-hidroxibutirato e acetoacetato resultantes da cetose. [(27)]

4) Estimulação eléctrica

Os métodos de tratamento anticonvulsivo estão atualmente aprovados para tratamento e para utilizações experimentais. Um dispositivo atualmente aprovado é a estimulação do nervo vago (VNS). Os dispositivos em investigação incluem o sistema de neuroestimulação reactiva (RNS) e a estimulação cerebral profunda (DBS). [31]

5) Terapia de evitamento

Consiste em minimizar ou eliminar os factores desencadeantes em doentes cujas crises são particularmente susceptíveis a precipitantes de crises. Por exemplo, os óculos de sol que contrariam a exposição a determinados comprimentos de onda de luz podem melhorar o controlo das crises em certas epilepsias fotossensíveis. [32]

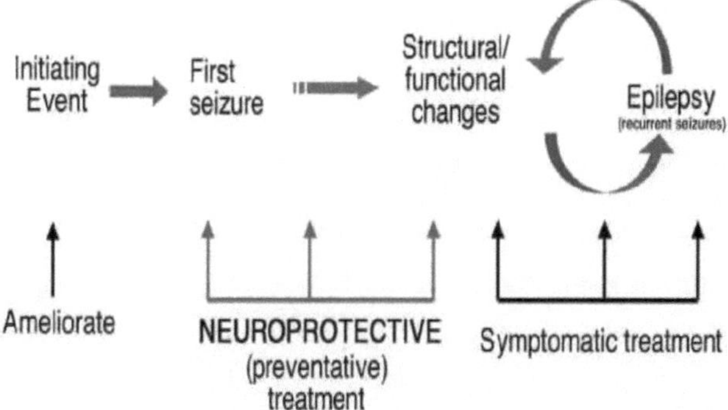

Figura 3: Esquema simplificado de possíveis intervenções terapêuticas [33]

6) Intervenções terapêuticas durante a epileptogénese: a melhor oportunidade de tratamento consiste em melhorar o evento inicial; no entanto, este evento só raramente pode ser diagnosticado e raramente pode ser previsto. No entanto, após a ocorrência da primeira crise, a terapia antiepiléptica pode ser combinada com a neuroprotecção, de modo a evitar a fixação permanente das alterações. Esta é provavelmente a área mais promissora para o desenvolvimento da terapia. [33]

Certas doenças também parecem ocorrer em taxas mais elevadas do que o esperado em pessoas com epilepsia, e o risco destas "**comorbilidades**" varia frequentemente com a síndrome da epilepsia. Estas doenças incluem: [34]

a) Depressão e perturbações de ansiedade.

b) Enxaqueca e outras dores de cabeça.

c) Infertilidade e baixa libido sexual.

d) A perturbação de défice de atenção/hiperatividade (PHDA) afecta três a cinco vezes mais crianças com epilepsia do que as crianças da população em geral.

e) A epilepsia é predominante no autismo. (35)

Perturbações psiquiátricas comórbidas

Os doentes com epilepsia têm uma elevada prevalência de perturbações psiquiátricas comórbidas. Como neurologistas, temos tendência a concentrar-nos no controlo das crises; embora as comorbilidades psiquiátricas sejam frequentemente subestimadas, o reconhecimento de uma manifestação psiquiátrica é uma área que necessita de ser melhorada. (36,37) Embora indubitavelmente importante no cuidado do paciente com epilepsia, os avanços no diagnóstico e tratamento neurológico tenderam a obscurecer as manifestações comportamentais da epilepsia até que Gibbs(38) chamou a atenção para a alta incidência de distúrbios comportamentais em pacientes com epilepsia do lobo temporal.

Atualmente, é consensual que a incidência de perturbações neurocomportamentais é maior nos doentes com epilepsia do que na população em geral.(39)

Prevalência

As taxas de prevalência de perturbações psiquiátricas co-mórbidas variam muito entre os diferentes estudos publicados na literatura. Swinkels et al.(40) explicam a variabilidade dos dados pelos seguintes factores

- Heterogeneidade do grupo.
- Falta de instrumentos de análise normalizados.
- Ausência de controlos adequados.

As diferenças entre os estudos em termos do tipo e da gravidade da epilepsia influenciam marcadamente os resultados e são provavelmente em parte responsáveis pelas taxas de incidência registadas, que variam entre 19% e 80%. A prevalência mais elevada foi registada em doentes avaliados para cirurgia da epilepsia e, em particular, nos doentes com epilepsia do lobo temporal (ELT), tendo as taxas de prevalência mais baixas sido registadas em estudos de base populacional. (41,42)

Várias investigações centradas na prevalência de psicopatologia na epilepsia pediátrica documentaram que as crianças com epilepsia têm um risco global estimado de 21-60% de psicopatologia infantil. (4[43,4]) Este valor é pelo menos três a seis vezes superior ao risco de psicopatologia na população pediátrica em geral (6,6%) e entre as crianças com uma doença crónica que não envolva o sistema nervoso central (11,6%).[(45)] Um estudo epidemiológico realizado por Davies et al.[(46)] revelou que a taxa de perturbações psiquiátricas era de 37% em crianças com epilepsia, 11% em crianças com diabetes mellitus e 9% em controlos saudáveis. Além disso, verificou-se que as crianças com epilepsia complicada apresentam um risco duas vezes maior de psicopatologia do que as crianças com epilepsia não complicada. [(45,46)]

Alguns tipos de perturbações psiquiátricas associadas à epilepsia

As perturbações do humor e da ansiedade são as co-morbilidades psiquiátricas mais frequentes em doentes com epilepsia. [(47,48)] As perturbações de défice de atenção são as mais frequentes nas populações epilépticas pediátricas, com taxas de prevalência que variam entre 25% e 30%.[(40)]

Gaitatzis et al.[(49)] , numa revisão não sistemática da literatura, verificaram que as perturbações depressivas eram as perturbações mais frequentes na epilepsia (30%), seguidas da ansiedade (10-25%), das perturbações psicóticas (2-7%) e das perturbações da personalidade (1-2%).

O tipo de patologia psiquiátrica está ligado a algumas caraterísticas da doença epilética: [(42)]

1. Depressão: tem sido associada a perturbações convulsivas parciais. ()[50]

2. Perturbações de ansiedade: com um início precoce das crises, uma história familiar de epilepsia e uma maior frequência de crises.

3. Psicose: com antecedentes psiquiátricos familiares, focos epileptogénicos bitemporais e internamentos psiquiátricos anteriores. [(51,52)]

Tipos de epilepsia mais frequentemente associados a perturbações psiquiátricas

As taxas de prevalência de co-morbilidades psiquiátricas têm sido significativamente mais elevadas na epilepsia focal, particularmente na ELT ou na epilepsia do lobo frontal. As taxas de prevalência de depressão, ansiedade ou psicose são significativamente mais elevadas na ELT do que noutros tipos de epilepsia.[(53,54)]

Há menos estudos sobre a prevalência de co-morbilidades psiquiátricas na epilepsia generalizada idiopática, o que pode explicar o sub-reconhecimento de sintomas psiquiátricos neste tipo de epilepsia.[42]

Caraterísticas clínicas especiais das perturbações psiquiátricas dos doentes com epilepsia

Historicamente, as perturbações psiquiátricas na epilepsia têm sido consideradas uma consequência de distúrbios psicossociais devidos a uma má adaptação a uma doença crónica, particularmente uma doença com um estigma significativo. [55] No entanto, mais investigações têm sugerido que a epilepsia e as perturbações psiquiátricas são melhor conceptualizadas como **epifenómenos** do que como factores de causa-consequência. Num estudo realizado por Austin et al. [56], cerca de um terço das crianças com convulsões de início recente apresentavam sintomas psiquiátricos antes do início das convulsões. Esta descoberta apoia uma **relação bidirecional** entre as perturbações psiquiátricas e a epilepsia, sugerindo que o comprometimento comportamental e psicossocial na epilepsia pode ser a consequência de uma perturbação psiquiátrica não reconhecida. [56-58]

As perturbações psiquiátricas em doentes com epilepsia diferem frequentemente das de doentes sem epilepsia e são normalmente classificadas como **"atípicas"**. A caraterística das perturbações psiquiátricas na epilepsia é a relação temporal dos seus sintomas com a ocorrência de crises; assim, os sintomas podem ser classificados como pré-ictais (precedendo as crises até 2 dias), ictais (sendo uma expressão das próprias crises ou da aura), interictais (ocorrendo independentemente das crises) e pós-ictais (ocorrendo em qualquer altura nos primeiros 5 dias após as crises). [42]

Factores de risco

A etiologia da psicopatologia em doentes epilépticos é de natureza multifatorial, incluindo factores neurológicos, farmacológicos, biológicos e psicossociais.

1. **Factores neurológicos**:

Os factores de risco incluem: o tipo de crises, a localização dos focos e a gravidade das crises. A gravidade da epilepsia tem sido associada a um aumento da ansiedade; no entanto, outros factores relacionados com a doença não demonstraram ser preditivos de ansiedade em crianças com epilepsia. Estudos descobriram que a perturbação depressiva era mais comum em doentes com crises parciais complexas, particularmente com focos no lobo temporal do lado esquerdo. [59,60]

2. Factores demográficos

As variações de género não são consistentes. Enquanto alguns estudos concluíram que os rapazes com epilepsia apresentam um ajustamento psicológico mais problemático do que as raparigas com epilepsia, outros concluíram que as raparigas apresentam mais sintomas depressivos, queixas somáticas, hiperatividade e sintomas de abstinência do que os rapazes. Alguns estudos não revelaram quaisquer diferenças entre os géneros. [61]

3. **Os fármacos antiepilépticos** (AED) podem também contribuir para o desenvolvimento de ansiedade ou depressão, quer como efeito secundário, quer devido à sua retirada. [61-63]

4. **Os factores psicossociais**, a imprevisibilidade das convulsões, o medo da morte, as reacções de angústia dos pais, as restrições à vida e às actividades normais, a estigmatização e a rejeição social, a desinformação sobre a doença e a baixa autoestima podem predispor as crianças e os adolescentes para a ansiedade e para respostas afectivas negativas. [62-64]

Verificou-se que os factores familiares são um importante fator preditivo da depressão. Está bem documentado que a depressão é uma doença familiar e que os filhos de pais com depressão têm até oito vezes mais probabilidades de desenvolver depressão do que os filhos de pais sem depressão. [42,45] Esta relação parece também ser válida para os doentes com epilepsia. Foi registada uma história familiar de depressão em até 50% dos doentes com epilepsia e depressão. [65,66] Especificamente em crianças, Thome-Souza et al.[55] descobriram que uma história familiar de psicopatologia aumenta o risco de depressão.

Rodenburg et al. utilizaram um sistema de classificação para ordenar os factores familiares de acordo com o nível de proximidade com a vida quotidiana da criança. Estes incluem: factores familiares proximais (qualidade da relação pais-filhos e parentalidade), factores familiares distais (caraterísticas parentais e psicopatologia) e factores familiares contextuais (qualidade de outras relações familiares). [67,68]

5. Factores biológicos

Nos últimos anos, os avanços tecnológicos e, em particular, a neuroimagem funcional permitiram uma melhor compreensão das bases neurobiológicas das perturbações psiquiátricas. Dada a sua prevalência relativamente elevada na epilepsia e a relação bidirecional entre a epilepsia e as perturbações depressivas, nos últimos anos tem havido uma investigação crescente para identificar a possibilidade de uma patogénese comum. [69,70]

A) Em modelos animais de epilepsia, por exemplo, os neurotransmissores serotonina 5-hidroxitriptofano (5-HT) e noradrenalina foram implicados na fisiopatologia de ambas as doenças.[(71)]

- Nas perturbações do humor, é evidente que existe um défice de ambos os neurotransmissores e a maioria dos tratamentos baseia-se neste princípio. Do mesmo modo, na epilepsia, foi demonstrado que uma alteração dos padrões de secreção ou da ligação aos receptores destes neurotransmissores facilita a deflagração de convulsões em modelos animais de deflagração.

- Num modelo de epilepsia em ratos geneticamente propensos à epilepsia, foi identificado um défice pré e pós-sináptico de noradrenalina e 5-Ht; quanto maior o défice, mais graves eram as crises. No mesmo modelo animal, fármacos que reduzem a concentração destes neurotransmissores agravaram as crises e o efeito contrário foi observado com fármacos que aumentaram a sua concentração (inibidores da recaptação da 5-HT). Poucos estudos avaliaram o efeito de fármacos que aumentam ou diminuem as concentrações de noradrenalina e 5-HT em humanos.[(72-75)]

- Estes dados são corroborados por estudos efectuados em seres humanos em doentes com ELT e com perturbações depressivas major primárias.[(76,77)]

B) A redução do tamanho das estruturas límbicas (região orbital frontal e núcleos talâmicos) tem sido relatada tanto em doentes depressivos como em doentes epilépticos. Dois estudos[(78,79)] mostraram atrofia hipocampal em doentes com episódios depressivos major primários recorrentes, em comparação com controlos normais, e associaram-na à duração dos sintomas.

C) Em experiências com animais, verificou-se que a ativação da amígdala provocava sintomas equivalentes aos da ansiedade e dificultava a memória. Assim, as crises epilépticas recorrentes que afectam o sistema límbico provocam alterações funcionais e microestruturais, que se exprimem clinicamente por sintomas ansioso-depressivos.[(80,81)]

D) Estudos com PET e tomografia computorizada de emissão de fotão único (SPECT) em doentes depressivos revelam alterações noutras áreas, como os lobos frontais. Por conseguinte, não é surpreendente que as perturbações convulsivas de origem no lobo frontal possam também estar associadas a sintomas que alteram o humor. [(82)]

E) O ácido gama aminobutírico (GABA) é o neurotransmissor inibitório mais importante do sistema nervoso central. Dados recentes sugerem que o funcionamento anormal dos receptores GABA pode ser de grande importância na fisiopatologia da epilepsia e das perturbações de ansiedade.[(83)]

Na literatura sobre epilepsia, especialmente no passado, tem havido uma tendência para agrupar a depressão e as perturbações de ansiedade numa única categoria sob o rótulo de perturbações "afectivas" ou de "humor". Esta abordagem parece vantajosa porque permite uma análise estatística mais fácil. De facto, sabe-se que estas duas doenças têm uma elevada taxa de co-morbilidade. No entanto, a depressão e as perturbações de ansiedade, apesar das semelhanças, têm sintomas, etiologias e factores de risco distintos. Em crianças com epilepsia, é importante determinar a prevalência, a evolução e os factores de risco destas doenças, quer quando são co-mórbidas, quer quando ocorrem isoladamente. [(45)]

Depressão

A depressão é um estado mental ou uma perturbação mental crónica caracterizada por sentimentos de tristeza, solidão, desespero, baixa autoestima, sinais de atraso psicomotor (ou, menos frequentemente, de agitação), afastamento do contacto social e estados vegetativos, como perda de apetite e insónia.

A depressão é a comorbilidade psiquiátrica mais frequente observada em doentes com epilepsia. É mais provável que ocorra em doentes com perturbações convulsivas parciais de origem no lobo temporal e frontal. É também mais frequente em doentes com crises mal controladas. [(84)]

Apesar da sua elevada prevalência, a depressão muitas vezes não é reconhecida e não é tratada. As razões para os médicos não reconhecerem as perturbações depressivas em doentes com epilepsia incluem as seguintes[(85)]

- Os doentes tendem a minimizar os seus sintomas psiquiátricos por receio de serem ainda mais estigmatizados.

- As manifestações clínicas de certos tipos de perturbações depressivas na epilepsia diferem das perturbações depressivas em doentes sem epilepsia e, por isso, não são reconhecidas pelos médicos.

- Normalmente, os médicos não se interrogam sobre os sintomas psiquiátricos.

- Tanto os doentes como os clínicos tendem a minimizar o significado dos sintomas de depressão, porque os consideram como um reflexo de um processo normal de adaptação a esta doença crónica.

- Mesmo que a condição psiquiátrica seja reconhecida, a preocupação de que os medicamentos antidepressivos possam diminuir o limiar de convulsão gerou entre os clínicos uma certa relutância em usar medicamentos psicotrópicos em pacientes com epilepsia.

Apresentação clínica

As perturbações do humor, e em particular as perturbações depressivas, nos doentes com epilepsia, não preenchem frequentemente os critérios de diagnóstico do sistema do Manual de Diagnóstico e Estatística das Perturbações Mentais, versão IV (DSM-IV). Por este motivo, Blumer et al.(85) consideraram que constituem uma entidade diferente e propuseram o termo "**perturbação disfórica**" para se referirem ao seu curso intermitente e à sua manifestação clínica pleomórfica que inclui sintomas de anedonia, irritabilidade, ansiedade e euforia.

Além disso, vários autores(85,86) referem que, se se seguissem rigorosamente os critérios do DSM-IV, muitas perturbações do humor com repercussão clínica não seriam consideradas episódios de depressão major e, possivelmente, não seriam tratadas adequadamente. Kanner et al.(87) utilizando os critérios diagnósticos do DSM-IV em 97 pacientes com epilepsia e depressão que necessitavam de tratamento psiquiátrico, observaram que apenas 28 (27%) cumpriam os critérios de depressão maior. Wiegartz et al.(88) , noutro grupo de 76 doentes epilépticos deprimidos, verificaram que apenas 25% seriam diagnosticados com depressão se os critérios do DSM-IV fossem rigorosamente seguidos.

Critérios DSM-IV de perturbação depressiva major (MDD)

- Cinco (ou mais) dos seguintes sintomas estiveram presentes durante o mesmo período de 2 semanas e representam uma mudança em relação ao funcionamento anterior; pelo menos um dos sintomas é (1) humor deprimido ou (2) perda de interesse ou prazer. **Nota:** Não incluir sintomas que se devam claramente a uma condição médica geral, nem delírios ou alucinações incongruentes com o humor.

1. Humor deprimido durante a maior parte do dia, quase todos os dias, indicado por relatos subjectivos (por exemplo, sente-se triste ou vazio) ou por observações feitas por outros (por exemplo, parece choroso). **Nota:** Em crianças e adolescentes, pode ser humor irritável.

2. Interesse ou prazer nitidamente diminuído em todas, ou quase todas, as actividades durante a maior parte do dia, quase todos os dias (conforme indicado por relato subjetivo ou observação feita por outros).

3. Perda de peso significativa quando não está a fazer dieta ou aumento de peso (por exemplo, uma alteração de mais de 5% do peso corporal num mês), ou diminuição ou aumento do apetite quase todos os dias. **Nota:** Nas crianças, considerar a incapacidade de obter os ganhos de peso esperados.

4. Insónia ou hipersónia quase todos os dias.

5. Agitação ou atraso psicomotor quase todos os dias (observável por outros, não apenas sensações subjectivas de inquietação ou de estar mais lento).

6. Fadiga ou perda de energia quase todos os dias.

7. Sentimentos de inutilidade ou culpa excessiva ou inapropriada (que pode ser delirante) quase todos os dias (não apenas auto-repreensão ou culpa por estar doente).

8. Diminuição da capacidade de pensar ou de se concentrar, ou indecisão, quase todos os dias (quer por relato subjetivo, quer por observação de terceiros).

9. Pensamentos recorrentes de morte (não apenas medo de morrer), ideação suicida recorrente sem um plano específico, ou uma tentativa de suicídio ou um plano específico para cometer suicídio.

- Os sintomas não satisfazem os critérios para um Episódio Misto.
- Os sintomas causam angústia clinicamente significativa ou prejuízo na vida social, profissional ou noutras áreas importantes do funcionamento.
- Os sintomas não são devidos aos efeitos fisiológicos diretos de uma substância (por exemplo, uma droga de abuso, um medicamento) ou de uma condição médica geral (por exemplo, hipotiroidismo).
- Os sintomas não são mais bem explicados pelo luto, ou seja, após a perda de um ente querido, os sintomas persistem por mais de 2 meses ou são caracterizados por uma deficiência funcional acentuada, preocupação mórbida com a inutilidade, ideação suicida, sintomas psicóticos ou atraso psicomotor.

O reconhecimento clínico da depressão infantil desenvolveu-se ao longo da última década.

Vários estudos[89-91] demonstraram que a depressão em crianças e adolescentes pode apresentar sintomas diferentes da depressão do adulto. Os sintomas que diferenciam a depressão infantil do quadro clínico clássico da depressão do adulto incluem: humor irritável, raiva, declínio no desempenho académico, agitação psicomotora, sintomas de ansiedade, fobias e comportamentos regressivos, incluindo ansiedade de separação. As queixas vegetativas e somáticas também podem estar associadas à depressão nas crianças. [92]

Durante a adolescência, o atraso psicomotor, a anedonia, a hipersónia, a desesperança, as alterações de peso e o abuso de drogas são mais proeminentes. A ideação suicida ocorre aproximadamente à mesma taxa em crianças e adolescentes, mas há um aumento dramático das tentativas de suicídio e da conclusão do suicídio com o início da puberdade. [93]

Sintomas interictais de depressão

Blumer et al.[85] definiu uma perturbação disfórica interictal (IDD) em doentes com epilepsia em que os sintomas tendem a ser intermitentes. Os doentes tendem a ter anedonia que dura mais de 2 semanas, juntamente com 4 ou mais dos seguintes sintomas (intervalo 3-8): humor deprimido, anergia, dor, insónia, medo, ansiedade, irritabilidade paroxística ou humor eufórico.

Sintomas pré-ictais de depressão

Acredita-se que os sintomas pré-ictais de depressão se apresentem como sintomas de irritabilidade, baixa tolerância à frustração, hiperatividade motora e comportamento agressivo em crianças com epilepsia. No entanto, poucos estudos foram realizados na literatura. [94] Os sintomas pré-ictais de depressão podem ter um período de aparecimento que varia de horas a 1 ou 2 dias; se isso acontecer regularmente, alguns autores recomendam tratamentos específicos com benzodiazepinas para tentar abortar as crises. [42]

Sintomas ictais de depressão:

A apresentação ictal pode ser expressa por auras em crises de origem no lobo temporal mesial ou frontal, constituindo 25% dessas auras, ou pode ser a expressão clínica de uma crise parcial simples, cujos sintomas mais frequentes incluem sentimentos de anedonia, culpa e ideação suicida. [94,95]

Os sintomas psiquiátricos ictais podem surgir como expressão de um estado epilético não-convulsivo, o que é bastante raro, mas quando acontece pode apresentar-se com sintomas psicóticos. [96]

Sintomas pós-ictais de depressão:

Os sintomas pós-ictais de depressão foram detectados em até 43% dos pacientes com epilepsia não controlada, e a sua duração foi de até 15 dias. [97]

Os factores de risco para o desenvolvimento de depressão em doentes com epilepsia são os seguintes [68]

- Crises parciais complexas do lobo temporal e do lobo frontal.
- História familiar de doença psiquiátrica, nomeadamente depressão.
- Efeitos da lateralidade, que são controversos. Lopez-Rodriguez et al.[98] verificaram que os episódios depressivos major eram estatisticamente mais frequentes em doentes com crises do lobo temporal esquerdo do que em doentes com crises do lobo temporal direito. Outros autores não relatam diferenças de lateralidade na taxa de depressão.
- A qualidade de vida dos doentes com epilepsia é frequentemente insuficiente, o que pode afetar negativamente o humor. O aumento do stress financeiro, os factores de stress da vida e a má adaptação às crises são indicadores de um aumento da depressão. [99]
- A falta de controlo sobre a doença pode ser um fator de risco adicional para a depressão.
- A depressão na epilepsia pode resultar de causas iatrogénicas, tanto farmacológicas como cirúrgicas. As DAE mais frequentemente associadas a sintomas depressivos iatrogénicos incluem o fenobarbital, a vigabatrina, o levetiracetam e o topiramato. [100] A perturbação depressiva pode ocorrer após a descontinuação de DAE com propriedades psicotrópicas positivas, como a carbamazepina, a oxcarbazepina, o ácido valpróico ou a lamotrigina.

Suicidalidade

A suicidalidade (suicídio consumado, tentativa de suicídio e ideação suicida) é significativamente mais frequente nas pessoas com epilepsia do que na população em geral. No entanto, continua a ser pouco reconhecida e não é tratada. [102-104]

Ao estudar a ideação suicida, Caplan et al.[105] relataram uma taxa de prevalência de 20% na sua amostra de crianças (com idades entre os 5 e os 16 anos) com crises parciais complexas e epilepsia de ausência na infância. Esta taxa foi significativamente mais elevada do que a taxa do grupo de controlo (9%) e do que as estimativas da população em geral (5,2%). [106] Caplan et al.[105] também descobriram que a duração da epilepsia estava relacionada com a ideação suicida. Os autores concluíram que a combinação de depressão com ansiedade e perturbações do comportamento disruptivo com impulsividade parece estar mais relacionada com o suicídio do que um diagnóstico isolado de depressão ou de perturbação da ansiedade. Estes resultados sobre a suicidalidade podem significar que as crianças e adolescentes com epilepsia, como grupo, correm um risco mais elevado de depressão mais grave e complicada, resultando numa taxa de mortalidade mais elevada quando comparadas com crianças sem epilepsia.

A relação entre epilepsia e suicidalidade é complexa e multifatorial, os riscos frequentes associados à suicidalidade incluem [42]

- Relação bidirecional entre as duas doenças, em que as pessoas com antecedentes de suicídio tinham um risco 5 vezes maior de desenvolver epilepsia do que os controlos num estudo de base populacional.[96]
- A ideação suicida foi identificada em 15% dos doentes com epilepsia farmacorresistente.
- História atual ou passada de perturbações do humor e da ansiedade.
- História psiquiátrica familiar de perturbações do humor, nomeadamente de comportamento suicida.
- Tentativas de suicídio anteriores.

Em janeiro de 2008, a FDA emitiu um alerta sobre a associação entre a suicidalidade e as DAE, baseado nos resultados de uma meta-análise que incluiu dados de 199 ensaios clínicos aleatórios de 11 DAE: carbamazepina, felbamato, gabapentina, lamotrigina, levetiracetam, oxcarbazepina, pregabalina, tiagabina, topiramato, valproato e zonisamida. A FDA concluiu que havia um risco estatisticamente significativo de 1,8 vezes maior de suicídio com a exposição aAEDs. (101,107)

A FDA decidiu incluir avisos de suicídio nas bulas de todos os AEDs; assim, os médicos precisam de identificar os doentes com riscos acrescidos de suicídio. A validade das conclusões da FDA sobre estes dados foi, no entanto, questionada por epileptologistas, pelas seguintes razões: [108-115]

1) Os rastreios de depressão e ansiedade não foram sistematicamente administrados nestes ensaios; não há forma de saber se o sinal de suicidalidade estava especificamente relacionado com doentes com perturbações depressivas concomitantes.

2) Os pensamentos e comportamentos suicidas não foram sistematicamente avaliados durante os ensaios. Em vez disso, o sinal foi derivado de uma análise retrospetiva de relatórios espontâneos de eventos adversos.

3) A FDA optou por aplicar as suas conclusões a todos os AED, apesar de a carbamazepina e o VPA terem mostrado um "efeito protetor" contra o risco de suicídio.

Este alerta da FDA, no entanto, deve servir para lembrar aos médicos que devem investigar qualquer história psiquiátrica atual ou passada que possa ser agravada por AEDs com propriedades psicotrópicas negativas conhecidas.

Efeitos psicológicos nos familiares de uma criança epilética

A epilepsia é uma condição de stress crónico para a vida familiar e pode ter consequências na saúde mental dos membros da família. Muitos estudos(34,61,67,68,116) relativos à psicopatologia em crianças com epilepsia avaliaram também os problemas psicológicos dos familiares. A qualidade da satisfação com a relação familiar e o grau de perturbação da epilepsia na vida familiar têm-se revelado como os principais preditores de psicopatologia em crianças e adolescentes com epilepsia.(116,117)

Os irmãos têm menos problemas psicológicos do que os seus irmãos ou irmãs com epilepsia, mas são mais perturbados do que as crianças da população em geral.

Curiosamente, os irmãos de crianças com epilepsia crónica são mais afectados do que os das crianças recentemente diagnosticadas.(61) Para além disso, os irmãos de crianças com doenças neurológicas, em particular com deficiência intelectual, correm um risco mais elevado do que os irmãos de crianças com doenças não neurológicas. O grau de morbilidade psicológica nos irmãos não foi afetado pela gravidade da doença crónica, mas foi maior com doenças que afectaram o funcionamento diário. A posição dos irmãos na família também pode estar correlacionada, com os irmãos de famílias com dois filhos a apresentarem maiores taxas de problemas de adaptação em comparação com crianças de famílias maiores. (118-120)

A presença de uma doença crónica na vida de um irmão pode resultar em sentimentos de raiva, culpa, ressentimento, vergonha e pode culminar em problemas psicológicos; devido ao envolvimento intenso e contínuo dos pais, que pode limitar o tempo que estes têm para o irmão "bem". Além disso, os irmãos podem assumir tarefas adicionais de prestação de cuidados ao progenitor sobrecarregado, o que conduz a uma pior qualidade de vida. Os estudos documentaram que os relatos dos pais e as observações diretas podem sugerir que os irmãos estão menos bem do que os próprios irmãos relatam. No entanto, os irmãos de crianças com doenças crónicas também apresentam benefícios positivos, incluindo maior compaixão e relações mais fortes entre irmãos.[118-120]

Os pais de crianças com epilepsia são mais afectados do que os da população em geral. A maioria dos estudos mostra uma concordância entre problemas psicológicos nas mães e problemas comportamentais nas crianças com epilepsia. Alguns investigadores sugeriram que esta associação poderia ser modulada pela duração da doença; de facto, ela apareceu apenas nas crianças com mais anos de evolução. As convulsões frequentes e as lesões que as acompanham podem levar a uma tensão emocional considerável para os membros da família, especialmente para os pais. [62]

Além disso, as crenças e atitudes dos pais em relação à epilepsia podem ter um impacto significativo na adaptação tanto da criança como da família. Foi relatado que uma atitude social negativa em relação à deficiência afecta o ajustamento dos pais de crianças e adolescentes com epilepsia, e que o ajustamento dos pais está inversamente associado à gravidade da epilepsia da criança. Williams et al.[121] relataram que os pais de crianças e adolescentes com epilepsia têm atitudes negativas em relação aos seus filhos e têm dificuldades no seu ajustamento psicossocial, provavelmente devido aos estigmas sociais e à má compreensão da doença. [121,122]

Atualmente, vários estudos sugerem que o apoio social é uma influência importante no ajustamento dos pais de crianças com deficiência. [62] Trute e Hauch[123] mostraram que os pais que se adaptaram bem ao nascimento de uma criança com deficiência tinham boas redes de apoio social e provinham de famílias fortes e bem organizadas.

Outro aspeto importante da relação entre a família e a epilepsia é a crise fictícia induzida por um familiar. A maioria destes doentes tem crises reais ocasionais e múltiplas crises fictícias adicionais induzidas por um familiar, geralmente a mãe. Nestes casos, deve ser investigado um risco acrescido de outras doenças fictícias e de abuso infantil.[61]

Estratégia de diagnóstico e identificação de perturbações psiquiátricas

Apesar do reconhecimento da co-morbilidade relativamente frequente das perturbações psiquiátricas na epilepsia e do seu impacto negativo na qualidade de vida dos doentes, estas perturbações não são normalmente detectadas nem tratadas. Este fenómeno não se deve apenas à falta de informação dos médicos sobre estas perturbações psiquiátricas, mas também à falta de informação dos doentes sobre os seus sintomas psiquiátricos. É também frequente os doentes recusarem um encaminhamento para um especialista em saúde mental por medo de serem rotulados de "loucos" ou por receio de terem de tomar mais medicamentos/)[124]

Antes de mais, é importante reconhecer os factores de risco (tipo de epilepsia, factores de risco sociais e individuais e o potencial impacto da medicação antiepiléptica concomitante).

Em segundo lugar, é importante incluir na história clínica perguntas destinadas a obter informações específicas sobre as perturbações psiquiátricas mais comuns e não limitar a avaliação a informações sobre a perturbação convulsiva.

Embora a história clínica continue a ser a melhor ferramenta de diagnóstico, a utilização de instrumentos de rastreio tem ganho muita aceitação, uma vez que alertam o clínico para a possível existência de uma perturbação psiquiátrica e fornecem uma quantificação dos sinais e sintomas.

Infelizmente, até à data, apenas foi desenvolvido um instrumento de rastreio para identificar episódios depressivos major em doentes com epilepsia: o inventário de perturbações depressivas neurológicas em epilepsia. A utilização de instrumentos de rastreio deve ser seguida de uma avaliação mais aprofundada para evitar diagnósticos falsos positivos. [(125)]

Entre as escalas de avaliação desenvolvidas para as perturbações primárias do humor e da ansiedade, os clínicos utilizam habitualmente o inventário de depressão de Beck, a escala hospitalar de avaliação da ansiedade e da depressão e o questionário sobre perturbações do humor. São utilizados diferentes tipos de instrumentos para medir variáveis psicológicas em crianças e adolescentes. Escalas e questionários, auto-relatos de atitudes e comportamentos são os mais simples e frequentemente utilizados na investigação neste domínio. A maior parte deles são instrumentos de rastreio e a informação é recolhida principalmente junto dos pais e dos professores. As escalas de Rutter ou a Child Behavior Check List são os métodos mais comuns. Outros aspectos do ajustamento psicológico das crianças têm sido medidos através de questionários específicos. A dependência das crianças foi avaliada com o questionário de dependência auto-administrado (SADQ), a autoestima com o Questionário Harter e o auto-conceito com o Questionário Pierre-Harris (Questionário de auto-conceito). [61]

Importância da deteção precoce das perturbações psiquiátricas

Como sugerem alguns estudos clínicos, as perturbações psiquiátricas estão presentes na altura do diagnóstico da doença convulsiva num número significativo de doentes, o que sugere que precederam o início da epilepsia. Por conseguinte, é importante detetar precocemente os sintomas psiquiátricos e iniciar um tratamento abrangente com uma abordagem multidisciplinar desde o início. Infelizmente, como já foi referido, isso raramente acontece na prática clínica. Estudos revelaram que, em até dois terços dos doentes com perturbações depressivas, o diagnóstico não é feito, especialmente se a depressão coexistir com outra doença médica. [47]

A conceção errónea de que as perturbações psiquiátricas co-mórbidas são um processo reativo "normal" à epilepsia desvia a atenção dos sintomas psiquiátricos, que se pensa não necessitarem de tratamento específico. Este facto pode ter implicações clínicas graves e aumentar a morbilidade e a mortalidade devido ao risco acrescido de suicídio associado à co-morbilidade psiquiátrica (5: 1). [126,127]

Por outro lado, a deteção precoce permite que o médico escolha a DAE adequada em conjunto com outras intervenções terapêuticas necessárias para provocar uma remissão óptima das crises e da co-morbilidade psiquiátrica. É evidente que isto exige uma boa comunicação entre os psiquiatras e o médico que está a tratar a perturbação convulsiva.[42]

Tratamento antiepilético e seleção de medicamentos de acordo com a comorbilidade psiquiátrica:

Ketter et al.[128] sugeriram a divisão dos DAE em:

a) Grupo GABA: com efeitos sedativos e ansiolíticos (benzodiazepina, ácido valpróico e vigabatrina).

b) Grupo antiglutaminérgico: com efeitos estimulantes e antidepressivos (lamotrigina e carbamazepina).

c) O topiramato estaria presente em ambos os grupos.

Com esta hipótese, os doentes com sintomas de ansiedade e agitação beneficiarão com o primeiro grupo, mas piorarão com a lamotrigina e os doentes depressivos melhorarão com as

DAE do segundo grupo, piorando com os fármacos GABAérgicos. Dados mais recentes apoiam estas hipóteses, com melhores resultados nos inquéritos de qualidade de vida para os doentes que tomam lamotrigina e carbamazepina em relação aos doentes com tratamentos que modulam o sistema GABA. [129]

Estratégias e técnicas cognitivo-comportamentais

Para o tratamento da depressão e da ansiedade em crianças com epilepsia, tal como no tratamento da depressão e da ansiedade em crianças sem epilepsia, a farmacoterapia acompanhada de abordagens cognitivo-comportamentais em crianças selecionadas parece ser o meio mais eficaz de tratamento. Ao considerar e aplicar estratégias e técnicas cognitivo-comportamentais, é importante avaliar as necessidades individuais da criança, a sua situação social e a dinâmica do ambiente familiar e escolar. Isto ajudará a desenvolver uma relação terapêutica entre a criança e o terapeuta, bem como a promover esforços educativos e de apoio com outros membros da família. [68]

As sessões individuais e de grupo destinadas a educar as crianças e os pais sobre a evolução da doença e os aspectos do tratamento médico têm-se revelado eficazes. Foram investigadas sessões de grupo de diferentes dimensões, que demonstraram melhorias significativas no comportamento, nos conhecimentos e na competência social das crianças e dos pais. A investigação que utiliza intervenções psicoterapêuticas, tais como o ensino de técnicas de relaxamento e de competências para lidar com a doença, tem melhorado o auto-conceito e reduzido a frequência das crises. Estas técnicas podem ajudar as crianças e os adolescentes a adaptarem-se à doença e a gerirem os factores de stress do dia a dia, o que, em última análise, pode servir para reduzir o risco de depressão e ansiedade.[130-132]

A utilização de psicotrópicos na epilepsia

Na escolha dos psicotrópicos, os médicos devem ter em conta: as interações farmacocinéticas e farmacodinâmicas entre os psicotrópicos e as DAE e o impacto dos psicotrópicos no limiar convulsivo. Este último tem sido mal interpretado por muitos que acreditam que todos os psicotrópicos têm um efeito pró-convulsivo. De facto, este equívoco tem-se baseado em casos anedóticos sem ter em conta outras variáveis importantes responsáveis pela ocorrência de crises, como a dose total e a taxa de titulação. Assim, a utilização de psicotrópicos em doses elevadas deve ser evitada em doentes com epilepsia. [42]

Os inibidores selectivos da recaptação da serotonina (ISRS) são os agentes de primeira linha para o tratamento de perturbações co-mórbidas do humor e da ansiedade. Em doses terapêuticas, o risco de convulsões é inferior à incidência de convulsões na população em geral.

Os inibidores da recaptação da serotonina-norepinefrina, como a venlafaxina e a duloxetina, devem ser considerados se a remissão completa dos sintomas não for alcançada com um SSRI em doses óptimas.

Os antidepressivos tricíclicos, como a amitriptilina e a imipramina, podem ser seguros e eficazes em doses adequadas; no entanto, foram transferidos para a terceira linha devido a mais acontecimentos adversos associados aos seus efeitos anticolinérgicos e a uma maior cardiotoxicidade em caso de sobredosagem.

As interações farmacocinéticas relevantes são mediadas principalmente pela indução enzimática das DAE carbamazepina, fenobarbital, fenitoína e topiramato em doses superiores a 400 mg/dia. A indução dos isoenzimas CP-450 pode resultar numa diminuição das concentrações séricas dos antidepressivos tricíclicos e dos SSRI.

Por outro lado, alguns dos SSRI, como a fluvoxamina, a fluoxetina e a paroxetina, podem inibir o metabolismo da carbamazepina, do fenobarbital e da fenitoína, pelo que a sua dose tem de ser ajustada para evitar a toxicidade. Neste sentido, os antidepressivos como o citalopram e, provavelmente, a sertralina podem ser uma boa escolha, devido ao facto de não terem efeitos inibitórios no metabolismo das DAE. [(133)]

Recomendações sobre o tratamento psiquiátrico de doentes com epilepsia [(42)]

1. Avaliar a relação temporal dos sintomas psiquiátricos com as crises: ictal, pré-ictal ou interictal.

2. Escolher o DEA avaliando os seus efeitos psicotrópicos.

3. Colaboração estreita com o psiquiatra no diagnóstico, na escolha do tratamento e no acompanhamento, com uma avaliação especial das tendências suicidas.

4. Escolha do medicamento psicotrópico tendo em conta o seu efeito no limiar convulsivo e as interações com os AED.

4a. Iniciar com doses baixas.

4b. Identificar as doses mínimas eficazes e bem toleradas.

4c. Evitar tratamentos complexos e politerapia.

4d. Se se observar uma deterioração clínica e/ou uma deterioração do EEG, avaliar a mudança de medicamento psicotrópico e a otimização do AED.

II. OBJECTIVO DO TRABALHO

1. Estudar a prevalência de perturbações depressivas em crianças epilépticas em idade escolar e nos seus irmãos nas consultas externas de neurologia de El-Shatby e Semoha (seguro de saúde).

2. Estudar alguns dos possíveis factores de risco de perturbações psiquiátricas (depressão) nas crianças com epilepsia.

III. TEMAS E MÉTODOS

Este estudo transversal foi realizado em 100 crianças que foram recrutadas no ambulatório de neurologia de El-Shatby e no ambulatório de neurologia da instituição de seguro de saúde (clínica Semoha) e em 50 crianças de controlo que foram recrutadas na escola preparatória Shawkat el tagrebya. As crianças foram divididas em três grupos:

Grupo 1: Incluir 50 crianças (indivíduos índice) com diagnóstico de epilepsia e que apresentem os seguintes critérios:

- Critérios de inclusão:

1) Idade (6-10) anos.
2) Diagnosticada como epilepsia genética (idiopática).
3) Frequentar a escola.
4) Recebeu medicação antiepiléptica.
5) Ter um irmão ou mais.

- Critérios de exclusão:

1) Evidências clínicas de défice neurológico.
2) Doenças crónicas médicas ou cirúrgicas associadas.
3) Achados imagiológicos anormais.

Grupo 2: Incluir 50 irmãos dos indivíduos índice com os seguintes critérios:

- Critérios de inclusão:

1) Do mesmo grupo etário dos indivíduos do índice.
2) Viver em contacto com o irmão com o mesmo estatuto socioeconómico.

- Critérios de exclusão:

1) Não ter doenças médicas ou cirúrgicas crónicas associadas.

Grupo 3: Incluir 50 crianças de controlo normais. (A amostra foi obtida de Escola preparatória de Shawket el tagrebya)

2) Idade, sexo e estatuto socioeconómico equivalentes aos dos indivíduos índice.

3) Não ter doenças crónicas médicas ou cirúrgicas.

Todas as crianças foram submetidas aos seguintes tratamentos:

- **Curso de História** com especial destaque para:

1) Dados pessoais: nome, idade, sexo, morada e ano escolar.

2) História pré-natal, perinatal e pós-natal.

3) Qualquer doença médica ou cirúrgica crónica.

4) História do desenvolvimento.

- **Consentimento informado** dos pais ou do tutor legal.

- **Exame neurológico** completo.

Avaliação psiquiátrica:

a) Recolha de um historial completo dos pais

1) História familiar de:

- o Consanguinidade.
- o Estrutura familiar.
- o Estado civil dos pais.
- o Problemas psiquiátricos.
- o Epilepsia.
- o Separação e reencontro.
- o Estatuto socioeconómico (escala socioeconómica da família).[(134)]

b) Observar as atitudes e o comportamento dos pais em relação ao doente e as reacções das crianças em relação aos pais.

c) Realização de um exame do estado mental da criança, por exemplo

- o Aspeto físico
- o Orientação
- o Fala e linguagem

- Ler e escrever
- Humor e afeto
- Memória
- Inteligência

- Avaliação psicométrica:

1) <u>Kovac Children's Depression Inventory (CDI), forma árabe:</u>

Trata-se de uma escala de auto-relato (27 itens), em que se pede à criança que selecione a resposta que melhor descreve os seus sentimentos nas últimas 2 semanas.

Este teste foi efectuado por Kovac em 1977, após várias modificações da escala de depressão para adultos do Inventário de Depressão de Beck, e publicado em 1982. A versão árabe do teste foi efectuada por Ghareeb em 1987[(135)] . Foi concebido para crianças e adolescentes em idade escolar. Embora tenha sido originalmente testado em crianças de 8-13 anos, a versão atual do CDI foi validada numa grande população de crianças de 7-18 anos, pelo que, no nosso estudo, o teste foi realizado em crianças com mais de sete anos.

A pontuação total varia entre (0 e 54). As pontuações de corte de (13- 19) são sugeridas como ferramenta de rastreio para a deteção de perturbações depressivas em crianças e adolescentes. O grau de depressão é determinado de acordo com os seguintes pontos de corte: para homens e mulheres com idades compreendidas entre os 7 e os 10 anos.

- Não ou mínimo : (0-14)
- Suave : : (15-22)
- Moderado : (23-29)
- Grave : (30 ou mais)

O CDI tem uma sensibilidade de (80%) e uma especificidade de (84%) para classificar os participantes como deprimidos e não deprimidos. Gera uma pontuação T total, bem como pontuações T em cinco subescalas: Humor negativo, Problemas interpessoais, Ineficácia, Anedonia e Autoestima negativa. [(136)]

Todas as crianças com epilepsia foram submetidas aos seguintes tratamentos:

- História completa de crises epilépticas, incluindo as seguintes:

1) Idade de início (primeiro ataque).

2) Último ataque.

3) Frequência dos ataques.

4) Pré-ictal (aura).

5) Tipo de convulsões.

6) Eventos pós-ictais.

7) Duração das crises.

8) Resposta à terapia.

9) Medicação (monotearapia ou politearapia).

- O EEG só será efectuado se não tiver sido realizado recentemente nos últimos seis meses.
- Imagiologia do SNC (TC ou RMN) em casos de:

1) Convulsões focais.

2) Convulsões refractárias.

3) Achados neurológicos anormais.

Análise estatística dos dados

Os dados foram analisados com recurso ao pacote de software versão 18.0 (SPSS, Chicago, IL, EUA). O teste de normalidade foi aplicado aos dados utilizando os testes de Kolmogorov-Smirnov, Shapiro-Wilk e D'Agstino.

Os dados quantitativos foram expressos utilizando o intervalo, a média, o desvio padrão e a mediana, enquanto os dados qualitativos foram expressos em frequência e percentagem.

Os dados qualitativos foram analisados utilizando o teste do Qui-quadrado e testes exactos, como o teste exato de Fisher e o teste de Monte Carlo, para comparar grupos diferentes. Os dados quantitativos foram analisados utilizando o teste t de Student para comparar dois grupos, enquanto o teste F (ANOVA) foi utilizado para comparar as três categorias de resultados. Os dados quantitativos não distribuídos normalmente foram analisados utilizando o teste Mann Whitney para comparar dois grupos. O valor de p foi considerado significativo a 0,05.

IV. RESULTADOS

Dados descritivos dos três grupos estudados

O presente estudo foi realizado em 100 crianças recrutadas na clínica ambulatória de neurologia de El-Shatby e na clínica ambulatória de neurologia da instituição de seguro de saúde (clínica ambulatória de Semoha). Foram divididas em dois grupos: 50 crianças epilépticas e 50 irmãos de crianças epilépticas. O estudo incluiu também um terceiro grupo de 50 crianças de controlo que foram recrutadas na escola preparatória Shawkat el tagrebea.

No que diz respeito ao sexo das crianças do grupo epilético, havia 36 crianças do sexo masculino (64%) e 18 do sexo feminino (36%), enquanto que entre os irmãos havia 27 crianças do sexo masculino (54%) e 23 do sexo feminino (46%), o que era o mesmo que no grupo de controlo. (Tabela 1, Figura 4).

A variação da idade entre os três grupos estudados foi de (6-10) anos. A média de idade entre os três grupos estudados não é estatisticamente significativa. Nas crianças epilépticas, a idade média foi de (9,10 ± 1,27 DP) anos, enquanto nos irmãos a idade média foi de (8,78 ± 1,34 DP) anos e no grupo de controlo a média foi de (9,40 ± 0,86 DP) anos. (Tabela 1, Figura 5).

A história familiar das crianças epilépticas e dos seus irmãos revelou 40 casos de consanguinidade negativa (80%) e 10 casos de consanguinidade positiva (20%), enquanto no grupo de controlo houve 44 casos de consanguinidade negativa (88%) e 6 casos de consanguinidade positiva (12%). Entre as crianças epilépticas, houve 10 casos com história familiar positiva de epilepsia (20%) e, por outro lado, não houve história familiar positiva de epilepsia em todas as 50 crianças do grupo de controlo, o que foi estatisticamente significativo (p=0,001). Houve quatro casos de história familiar de doença psiquiátrica e mental entre as crianças epilépticas (8%), três dos quais diagnosticados como Alzheimer dos avós e um caso de depressão materna, enquanto que um caso de doença de Alzheimer foi registado entre as famílias do grupo de controlo (Tabela 2, Figura 6).

No que diz respeito ao estado civil das famílias das crianças epilépticas e dos seus irmãos, havia 47 casos com uma estrutura familiar intacta (94%), dois casos com pais divorciados (4%) e um caso com uma mãe viúva (2%), enquanto no grupo de controlo havia 44 casos com uma estrutura familiar intacta (88%), três casos com pais divorciados (6%) e três casos com uma mãe viúva (6%). (Tabela 2, Figura 7).

Foram estudados vários dados clínicos entre as crianças epilépticas, incluindo a idade de início das crises. A idade média de início das crises foi de 34 meses (2,8 anos). (Tabela 3).

Relativamente ao tipo de convulsões, com base na descrição clínica de acordo com a classificação da ILAE e nos resultados do EEG. Houve 25 casos de crianças epilépticas diagnosticadas como convulsões tónico-clónicas generalizadas (50%), que constituem a maioria dos grupos de crianças epilépticas da amostra. Houve seis casos de ausência (12%), nove casos de convulsões atónicas (18%), dois casos de epilepsia parcial simples, quatro casos de epilepsia parcial complexa e outros quatro casos de epilepsia focal com generalização secundária. (Tabela 3, Figura 8).

As crianças epilépticas foram classificadas quanto à resposta à terapêutica em grupo controlado (46%), que não teve ou teve menos de duas crises por ano, e grupo não controlado, que teve crises mais frequentes por ano (54%) (Tabela 3, Figura 9).

De acordo com o tipo de terapia, (80%) do grupo amostral estava a receber politerapia (dois ou mais fármacos antiepilépticos), enquanto apenas (20%) estava a receber monoterapia. (Tabela 3, Figura 10).

O valproato de sódio foi o medicamento mais utilizado entre as crianças epilépticas, quer em monoterapia quer em politerapia, representando (78%) dos casos. A carbamazepina foi o segundo medicamento mais utilizado, sendo usada por (28%) dos casos. O topiramato foi utilizado por (8%) dos casos, enquanto a lamotragina e a fenitoína foram utilizadas por (4%) dos casos. Apenas um caso utilizou clonazepam. (Tabela 4, Figura 11).

A avaliação do desempenho escolar dos três grupos estudados, utilizando os registos das notas escolares, mostrou que (42%) das crianças epilépticas tinham um desempenho fraco, enquanto que apenas (16%) das crianças do grupo de controlo e dos irmãos tinham um desempenho fraco, o que foi estatisticamente significativo (P= 0,004). (Tabela 5, Figura 12).

Prevalência de depressão nos três grupos estudados

Usando o Inventário de Depressão Infantil de Kovac (CDI), houve nove casos de depressão ligeira entre as crianças epilépticas (18%), 6 casos (12%) com depressão ligeira entre o grupo de controlo e apenas dois casos de depressão ligeira entre os irmãos (4%). No entanto, não foram encontradas crianças nos três grupos estudados com depressão moderada ou grave. Não houve significância estatística entre os três grupos estudados. (Tabela 6, Figura 13).

Tabela (1): Comparação entre os três grupos estudados de acordo com os dados demográficos

	Epileptics		Siblings		Control		Test of sig.
	No.	%	No.	%	No.	%	
Sex							
Male	32	64.0	27	54.0	27	54.0	$\chi^2 = 1.363$
Female	18	36.0	23	46.0	23	46.0	$p = 0.506$
$\chi^2 p_1$			0.309		0.309		
$\chi^2 p_2$					1.000		
Age							
Range	6.0 – 10.0		6.0 – 10.0		6.0 – 10.0		$F = 1.708$
Mean ± SD	9.10 ± 1.27		8.78 ± 1.34		9.20 ± 0.90		$p = 0.185$
Median	10.0		9.0		9.0		
$^{LSD}p_1$			0.176		0.674		
$^{LSD}p_2$					0.079		

χ^2 : Teste do qui-quadrado

F: Teste F (ANOVA)

LSD: Diferença mínima de significância do teste Post Hoc

p_1 : valor p entre epilépticos e outros grupos

p_2 : valor p entre irmãos e controlo

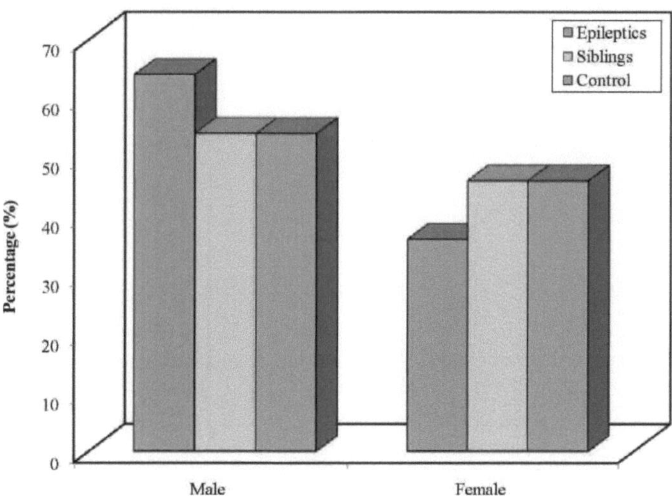

Figura (4): Comparação entre os três grupos estudados de acordo com o sexo

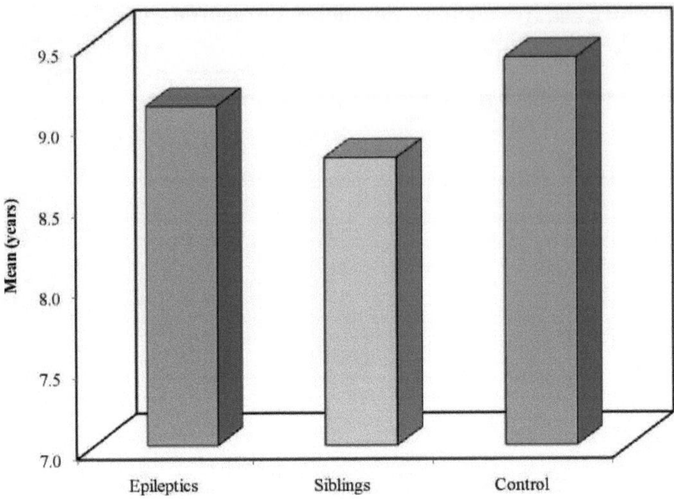

Figura (5): Comparação entre os três grupos estudados de acordo com a idade

Tabela (2): Comparação entre os epilépticos e o grupo de controlo de acordo com: história familiar de consanguinidade, epilepsia, perturbação psiquiátrica, mental e estado civil da família.

	Epileptics		Control		Test of sig.
	No.	%	No.	%	
Consanguinity					
Negative	40	80.0	44	88.0	$\chi^2 = 1.190$
positive	10	20.0	6	12.0	$p = 0.275$
History of epilepsy					
Negative	40	80.0	50	100.0	$FEp = 0.001^*$
positive	10	20.0	0	0.0	
History of psychiatric and mental disorder					
Negative	46	92.0	49	98.0	$FEp = 0.362$
positive	4	8.0	1	2.0	
Marital status					
Married	47	94.0	44	88.0	
Divorced	2	4.0	3	6.0	$MCp = 0.593$
widow	1	2.0	3	6.0	

χ^2 : Teste do qui-quadrado

FEp : valor p para o teste exato de Fisher

MCp: valor p para o teste de Monte Carlo

* : Estatisticamente significativo a $p \leq 0,05$

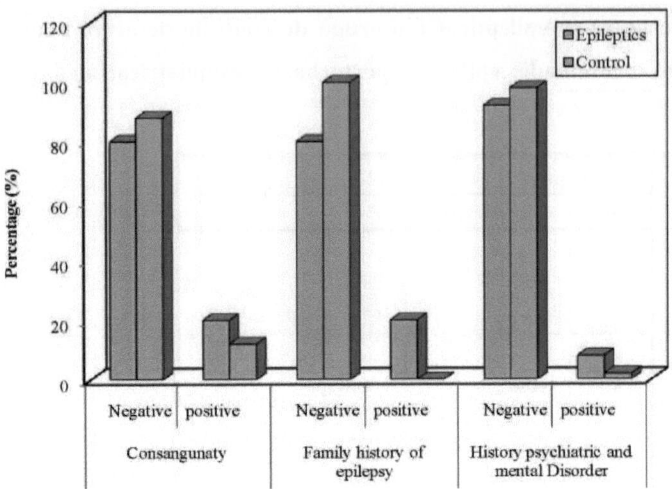

Figura (6): Comparação entre epilépticos e grupo de controlo de acordo com a história familiar de consanguinidade, epilepsia e história de perturbação psiquiátrica e mental

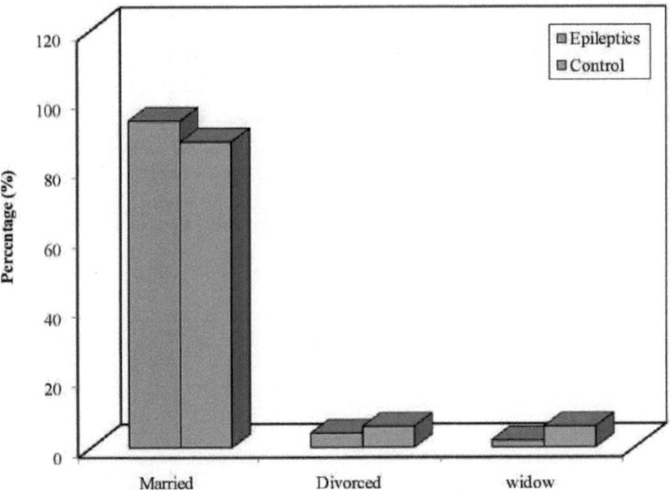

Figura (7): Comparação entre epilépticos e grupo de controlo de acordo com o estado civil da família

Tabela (3): Distribuição dos dados clínicos das crianças epilépticas estudadas

	No.	%
Type of seizures		
Gtc	25	50.0
Atonic	9	18.0
Absence	6	12.0
Focal 2nd generalization	4	8.0
Complex partial	4	8.0
Simple partial	2	4.0
Response		
Uncontrolled	27	54.0
Controlled	23	46.0
Medication		
Polytherapy	40	80.0
Monotherapy	10	20.0
Age of onset of seizures (months)		
Range	1.0 - 60.0	
Mean ± SD	34.04 ± 29.58	
Median	60.0	

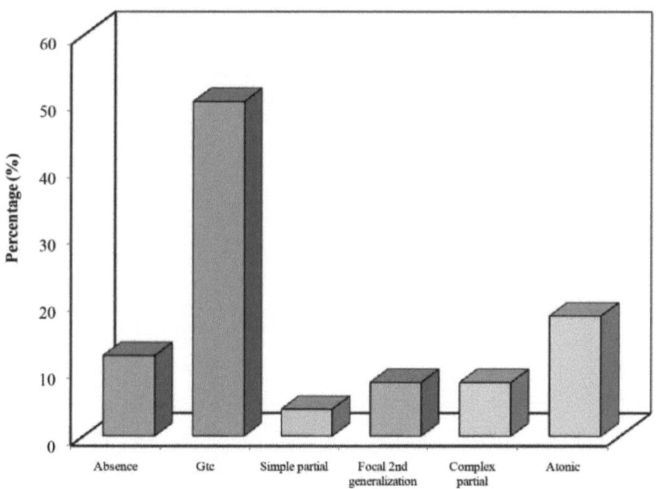

Figura (8): Distribuição dos casos estudados de acordo com o tipo de crise no grupo epilético

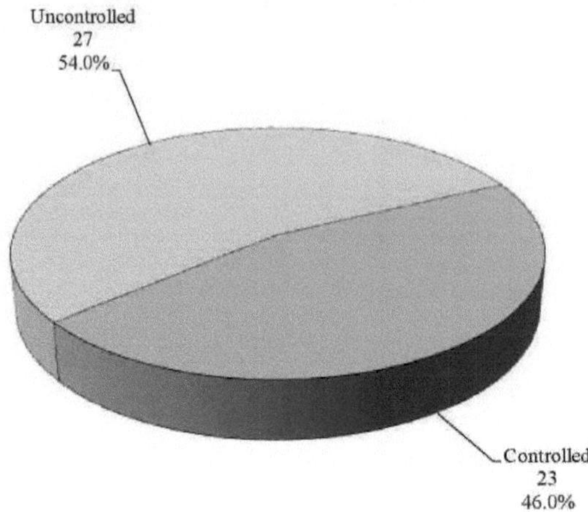

Figura (9): Distribuição dos casos estudados de acordo com a resposta à terapia no grupo de epilépticos

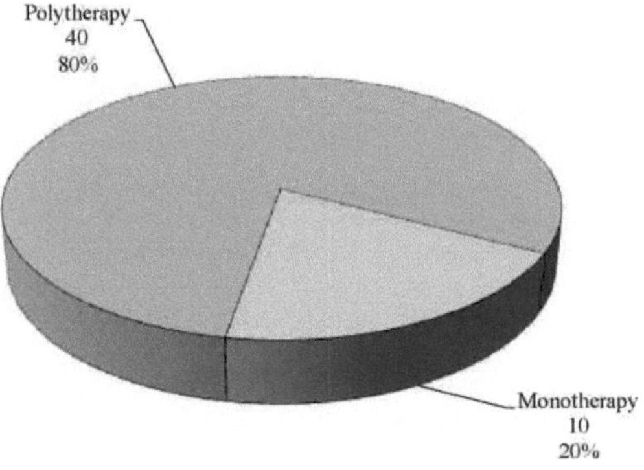

Figura (10): Distribuição dos casos estudados de acordo com o tipo de terapia no grupo de epilépticos

Tabela (4): Distribuição dos casos estudados de acordo com os medicamentos utilizados no grupo epilético

	No.	%
Drugs		
Sodium valproate	39	78.0
Carbamazepine	14	28.0
Topiramate	4	8.0
Lamotragine	2	4.0
Phenyton	2	4.0
Clonazepam	1	2.0

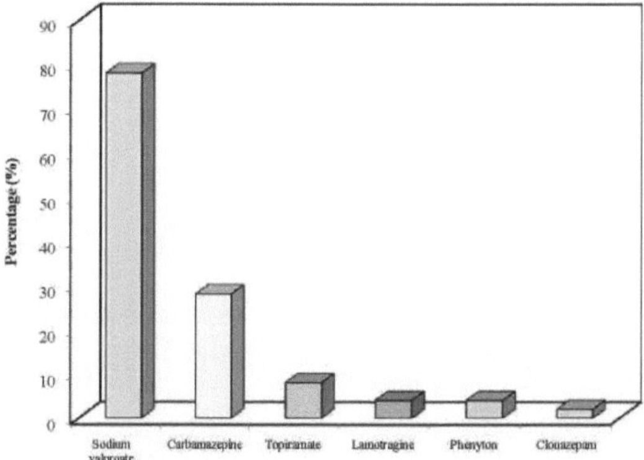

Figura (11): Distribuição dos casos estudados de acordo com os medicamentos utilizados pelo grupo epilético

Tabela (5): Comparação entre os três grupos estudados de acordo com o desempenho escolar

	Epileptics		Siblings		Control		χ^2 (p)
	No.	%	No.	%	No.	%	
School performance							
Poor	21	42.0	8	16.0	8	16.0	12.126* (0.002)
Good	29	58.0	42	84.0	42	84.0	
p_1			0.004*		0.004*		
p_2					1.000		

χ^2 : Teste do qui-quadrado

p_1 : valor p do teste do Qui-quadrado entre epilépticos e outros grupos

p_2 : valor p do teste do Qui-quadrado entre irmãos e controlo

* : Estatisticamente significativo a $p \leq 0,05$

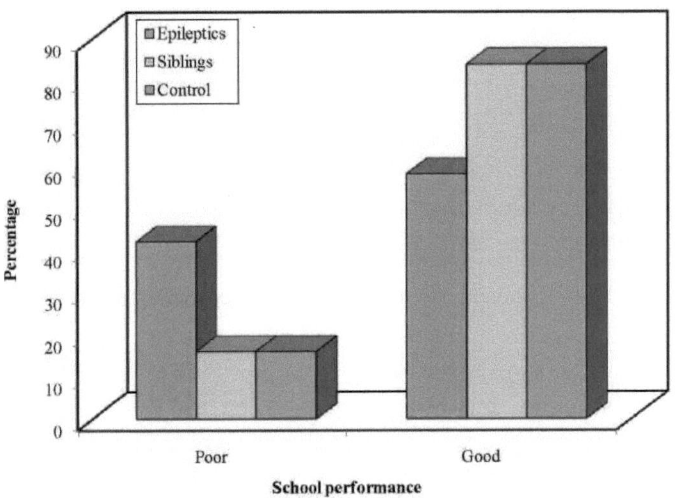

Figura (12): Comparação entre os três grupos estudados de acordo com o desempenho escolar

Tabela (6): Comparação entre os três grupos estudados de acordo com o escore de CDI

	Epileptics		Siblings		Control		χ^2 (p)
	No.	%	No.	%	No.	%	
CDI							
Non	41	82.0	48	96.0	44	88.0	4.909 (0.086)
Mild	9	18.0	2	4.0	6	12.0	
p_1			0.051		0.557		
p_2					0.269		

χ^2 : Teste do qui-quadrado

p1: valor p do teste do Qui-quadrado entre epilépticos e outros grupos

p_2 : valor p do teste do Qui-quadrado entre irmãos e controlo

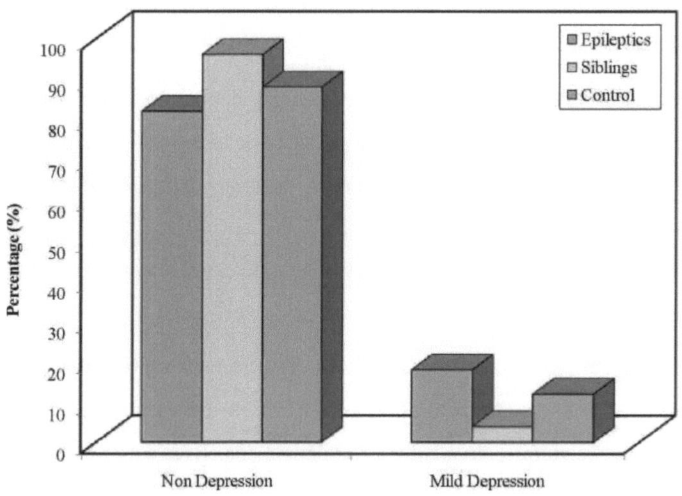

Figura (13): Comparação entre os três grupos estudados de acordo com a CDI

Possíveis factores de risco de depressão em crianças epilépticas no nosso estudo:

Das 50 crianças epilépticas do presente estudo, nove casos (18%) apresentavam depressão ligeira e 41 casos (82%) não apresentavam depressão na escala CDI.

Neste estudo, verificou-se que a maioria das crianças epilépticas com depressão eram do sexo masculino (66%) e apenas (33%) eram do sexo feminino. No entanto, entre as que não tinham depressão, 63% eram do sexo masculino e 36% do sexo feminino. Não houve diferença significativa na prevalência de depressão entre o sexo masculino e o feminino. (Tabela 7,

Figura 14).

No que respeita à idade: a idade média das crianças epilépticas com depressão foi de (9,22 ± 1,30) anos, o que não foi significativamente diferente da idade média das crianças epilépticas sem depressão. (Tabela 7, Figura 15).

Estudando a história familiar de crianças epilépticas com depressão, houve (44%) dos casos com consanguinidade positiva, enquanto não havia história familiar de epilepsia. Houve apenas um caso (11,1%) com história familiar de transtorno psiquiátrico de depressão materna, porém houve oito casos sem história familiar de transtorno psiquiátrico. (Tabela 8, Figura 16).

Em relação ao estado civil das famílias das crianças epilépticas com depressão, a maioria (88%) tinha uma estrutura familiar intacta, o que não foi significativo em relação às famílias sem depressão (95%). (Tabela 8).

Quanto ao tipo de convulsões nas crianças epilépticas com depressão, oito casos apresentavam convulsões focais (88,9%) e um caso diagnosticado com convulsões generalizadas (11,1%). No entanto, houve (95%) dos casos de crianças epilépticas sem depressão com crises generalizadas e (5%) com crises focais. Foi encontrada uma relação estatisticamente significativa entre as crises focais e a prevalência de depressão em crianças epilépticas. (Tabela 9, Figura 17).

A avaliação da resposta à terapêutica mostrou que a maioria das crianças epilépticas com depressão não estava controlada (77,8%), enquanto as restantes (22,2%) estavam controladas. Mas não foi encontrada uma relação significativa entre a frequência das crises e a prevalência da depressão. (Tabela 9, Figura 18).

Relativamente ao tipo de terapêutica: sete casos (77,8%) estavam em politerapia e dois casos em monoterapia (22,2%). No entanto, não foi possível detetar uma relação significativa entre a politerapia e a prevalência de depressão (Tabela 9, Figura 19).

Registaram-se grandes variações na idade de início da primeira crise nas crianças epilépticas com depressão, desde os seis meses de idade até aos 8 anos, mas a idade média de início foi de (3,22 ± 2,62) anos, o que não foi significativamente diferente da das crianças epilépticas sem depressão (3,19 ± 2,08) anos. (Tabela 9, Figura 20).

De acordo com os fármacos utilizados pelas crianças com depressão, verificou-se que a maioria dos casos (77%) utilizava valproato de sódio (quer em monoterapia, quer em associação com outros fármacos), a carbamazepina foi utilizada por três casos (33,3%), um caso utilizou lamotragina como terapêutica complementar e outro caso utilizou clonazepam. Nenhum caso recebeu fenitoína ou topiramato. (Tabela 10, Figura 21).

Houve uma relação significativa (P = 0,025) entre a depressão em crianças epilépticas e o mau desempenho escolar, uma vez que 77% delas tiveram um mau desempenho em comparação com 34% das crianças epilépticas sem depressão. (Tabela 11, Figura 22).

Tabela (7): Relação entre CDI e dados demográficos

	CDI				Test of sig.
	Non (n= 41)		Mild (n= 9)		
	No.	%	No.	%	
Sex					
Male	26	63.4	6	66.7	FEp = 1.000
Female	15	36.6	3	33.3	
Age					
Range	6.0 – 10.0		6.0 – 10.0		t = 0.317 p = 0.753
Mean ± SD	9.07 ± 1.27		9.22 ± 1.30		
Median	10.0		10.0		

FEp: valor p para o teste exato de Fisher t: Teste t de Student

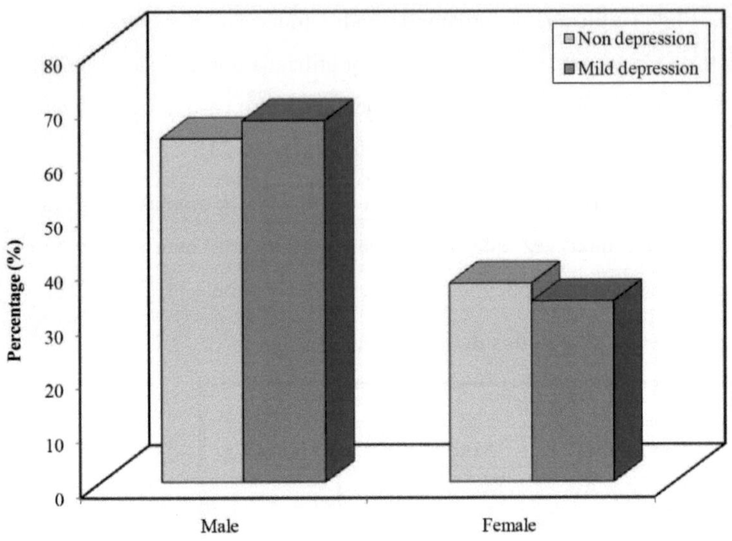

Figura (14): Relação entre CDI e sexo

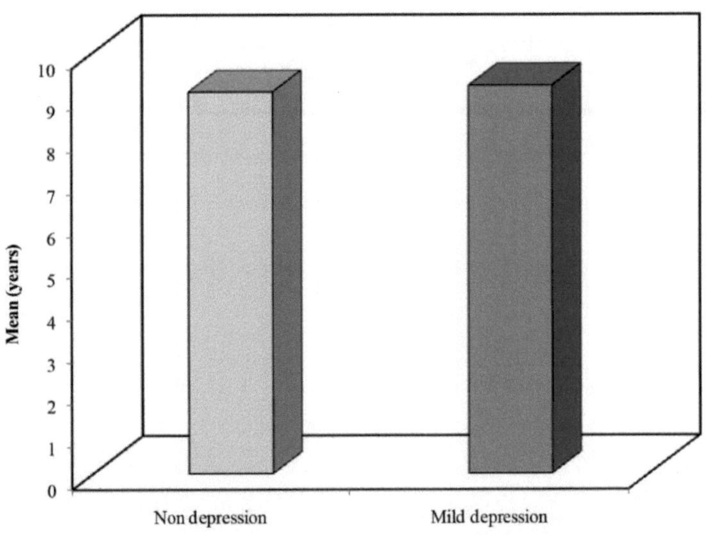

Figura (15): Relação entre CDI e idade

Tabela (8): Relação entre CDI e história familiar de consanguinidade, história familiar de epilepsia, estado civil e história de transtorno psiquiátrico/mental

	CDI				FEp
	Non (n= 41)		Mild (n= 9)		
	No.	%	No.	%	
Consanguinity					
Negative	35	85.4	5	55.6	0.065
Positive	6	14.6	4	44.4	
Family history of epilepsy					
Negative	31	75.6	9	100.0	0.174
Positive	10	24.4	0	0.0	
History of psychiatric and mental disorder					
Negative	38	92.7	8	88.9	0.560
Positive	3	7.3	1	11.1	
Family marital status					
Married	39	95.1	8	88.9	MCp = 0.449
Divorced	1	2.4	1	11.1	
Widow	1	2.4	0	0.0	

FEp: valor p para o teste exato de Fisher MCp: valor p para o teste de Monte Carlo

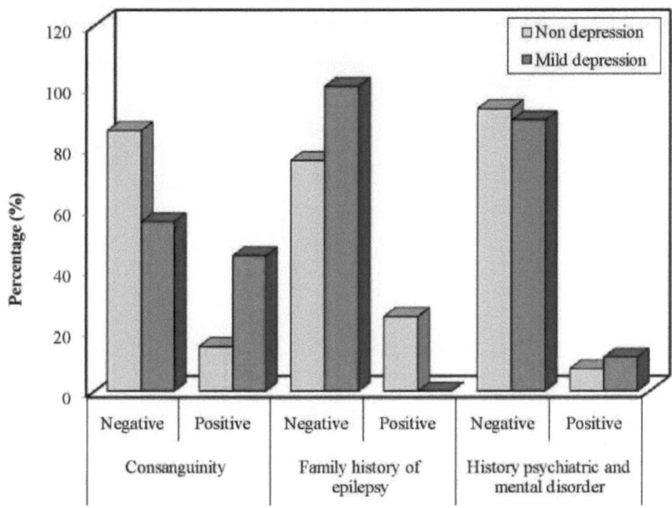

Figura (16): Relação entre CDI e história familiar de consanguinidade, história familiar de epilepsia e história psiquiátrica/transtorno mental

Tabela (9): Relação entre a CDI e os dados clínicos das crianças epilépticas estudadas

	CDI				Test of sig
	Non (n= 41)		Mild (n= 9)		
	No.	%	No.	%	
Type of seizures					
Generalized	39	95.1	1	11.1	FEp <0.001*
Focal	2	4.9	8	88.9	
Response to therapy					
Uncontrolled	20	48.8	7	77.8	FEp = 0.152
Controlled	21	51.2	2	22.2	
Medication					
Polytherapy	33	80.5	7	77.8	FEp = 1.000
Monotherapy	8	19.5	2	22.2	
Age of onset of seizures					
Range	0.25 – 8.0		0.50 – 8.0		Z = 0.166 p = 0.868
Mean ± SD	3.19 ± 2.08		3.22 ± 2.62		
Median	3.0		2.0		

FEp : valor p para o teste exato de Fisher

Z : Z para o teste de Mann Whitney

* : Estatisticamente significativo a $p \leq 0,05$

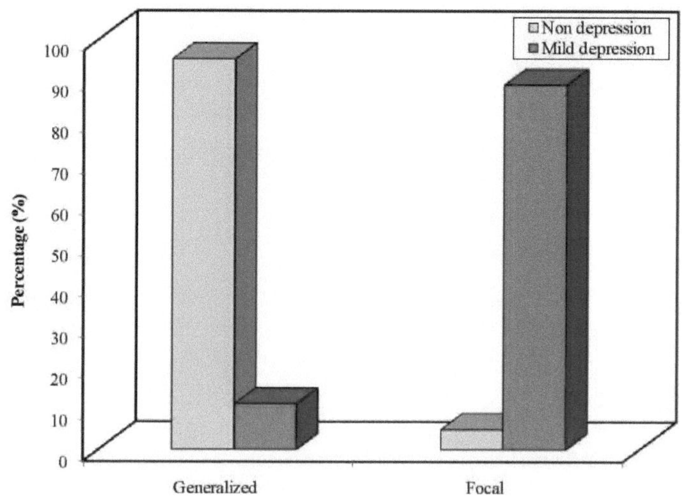

Figura (17): Relação entre CDI e tipo de convulsões

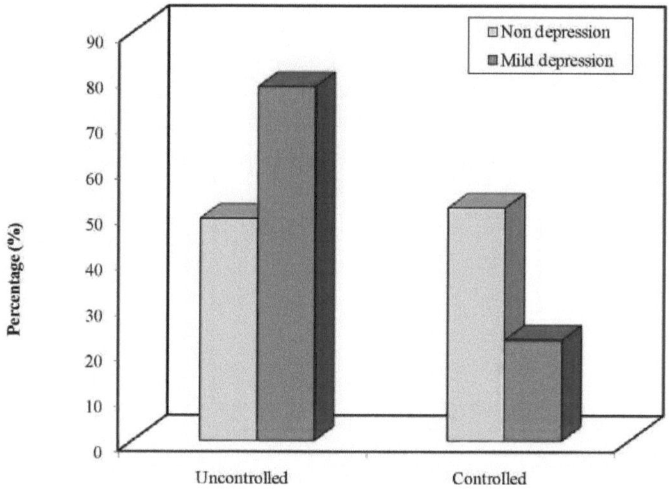

Figura (18): Relação entre CDI e resposta à terapia

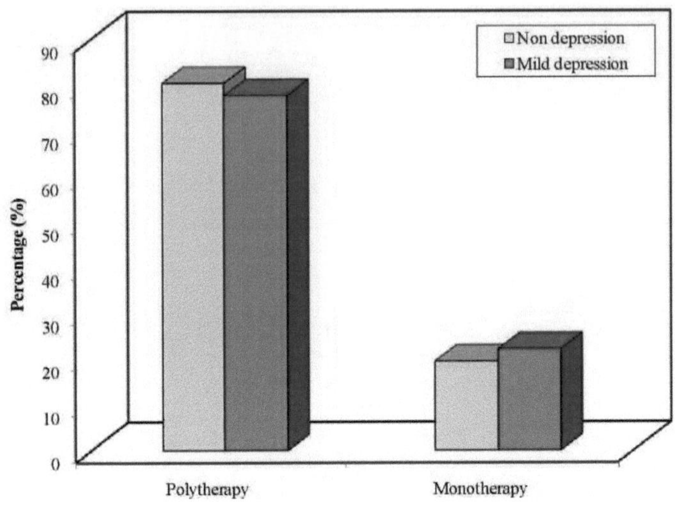

Figura (19): Relação entre a CDI e o tipo de terapia

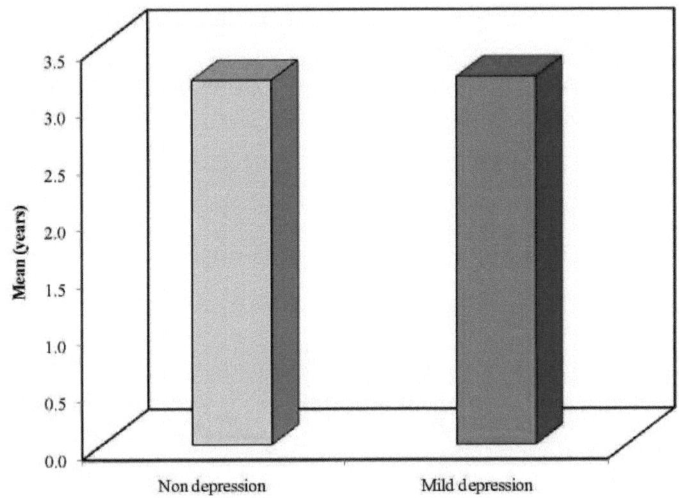

Figura (20): Relação entre CDI e idade de início

Tabela (10): Relação entre CDI e medicamentos

	CD I				FEp
	Non (n= 41)		Mild (n= 9)		
	No.	%	No.	%	
Drugs					
Sodium valproate	32	78.0	7	77.8	1.000
Carbamazepine	11	26.8	3	33.3	0.697
Topiramate	4	9.8	0	0.0	1.000
Phenyton	2	4.9	0	0.0	1.000
Lamotragine	1	2.4	1	11.1	0.331
Clonazepam	0	0.0	1	11.1	0.180

FEp : valor p para o teste exato de Fisher

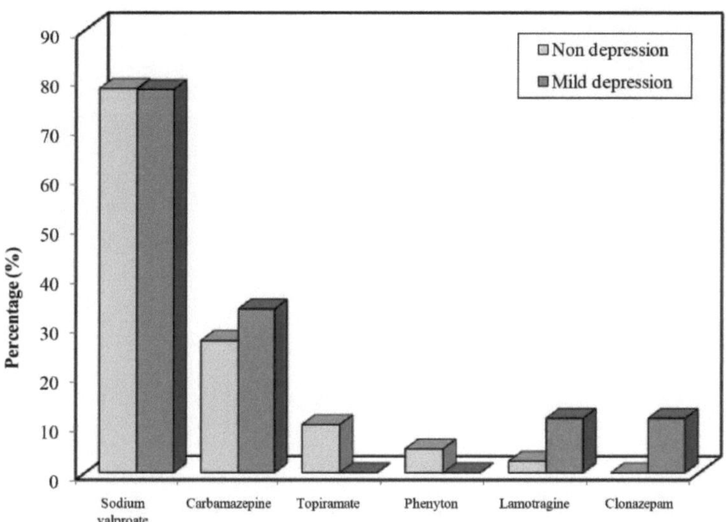

Figura (21): Relação entre a CDI e os medicamentos utilizados pelas crianças epilépticas estudadas

Tabela (11): Relação entre o CDI e o desempenho escolar

	CD I				FEp
	Non (n= 41)		Mild (n= 9)		
	No.	%	No.	%	
School performance					
Poor	14	34.1	7	77.8	0.025*
Good	27	65.9	2	22.2	

FEp : valor p para o teste exato de Fisher

* : Estatisticamente significativo a $p \leq 0,05$

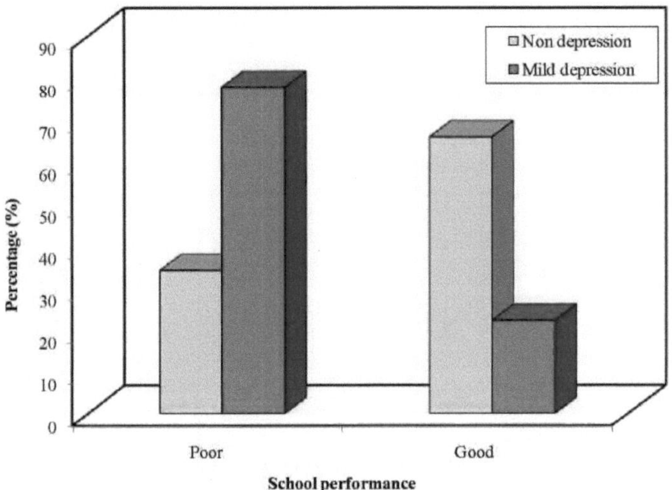

Figura (22): Relação entre o CDI e o desempenho escolar

V. DISCUSSÃO

A epilepsia é a doença neurológica mais comum nas crianças e a sua prevalência na infância está estimada em 0,05-1%. (8) As crianças com epilepsia têm um risco global estimado de 21-60% de psicopatologia infantil. (43,44) Este valor é pelo menos três a seis vezes superior ao risco de psicopatologia na população pediátrica em geral (6,6%) e entre as crianças com uma doença crónica que não envolva o sistema nervoso central (11,6%).[(45)] Entre estas comorbilidades, as perturbações do humor e da ansiedade são as mais frequentes em doentes com epilepsia. Estas perturbações requerem uma maior atenção porque implicam um risco de redução da qualidade de vida e de complicações potencialmente fatais (por exemplo, suicídio). [(47,48)]

No presente estudo, investigou-se a prevalência da depressão em crianças com epilepsia e em irmãos com idade, sexo e estatuto socioeconómico semelhantes e em controlos saudáveis. Foram utilizados relatórios de autoavaliação para a depressão (Children's Depression Inventory, CDI) e sintomas de ansiedade. O estudo também investigou alguns dos factores de risco para a depressão em crianças com epilepsia, incluindo factores de risco neurológicos, psicossociais e farmacológicos (ou seja, os medicamentos utilizados)

No presente estudo, a prevalência de depressão entre os irmãos das crianças epilépticas foi: dois dos 50 irmãos tinham depressão ligeira (4%) na escala CDI. Este resultado foi consistente com o de outro estudo realizado por Wood et al.[(118)] , em que 37 irmãos (com idades entre os 6 e os 18 anos) de crianças com epilepsia intratável foram inquiridos relativamente à ansiedade, depressão e qualidade de vida, tanto por auto-relato (Revised Children's Manifest Anxiety Scale, RCMAS; Children's Depression Inventory, CDI) como por relato dos pais (Child Behavior Checklist, CBCL). Nenhum irmão teve uma pontuação na faixa clínica no CDI no seu estudo. O estudo concluiu que os irmãos de crianças com epilepsia intratável estão a funcionar bem em geral e têm uma boa qualidade de vida.

Verificou-se que não há aumento da prevalência de depressão entre os irmãos de crianças com epilepsia, em comparação com o grupo de controlo. Embora esperássemos um maior impacto psicológico na vida dos irmãos de crianças com epilepsia, estes resultados podem ser explicados por uma série de sugestões, incluindo as seguintes **A)** Poderá haver uma negação por parte destas crianças em expressar os seus sentimentos, especialmente em frente dos pais. **B)** Não foram negligenciadas pelos seus pais sobrecarregados, uma vez que a maioria dos pais no nosso estudo eram educados, com um estatuto socioeconómico médio e com uma estrutura familiar intacta. **C)** Ao entrevistar os irmãos, também notámos que alguns deles, especialmente os mais velhos, eram muito solidários e acreditavam que os seus irmãos com epilepsia iriam melhorar, enquanto os irmãos mais novos não compreendiam totalmente a natureza da doença do seu irmão ou irmã. **D)** Todos os irmãos incluídos neste estudo não tinham condições médicas ou cirúrgicas crónicas, o que exclui o impacto emocional da doença crónica.

Wood et al.[(118)] sugeriram múltiplos factores que podem ter um impacto negativo na qualidade de vida dos irmãos de crianças com epilepsia, incluindo os seguintes:

a) Função familiar e factores de stress.

b) Desafios comportamentais ou de desenvolvimento dos irmãos.

c) Depressão materna.

d) Bem-estar psicológico dos irmãos.

No que diz respeito à prevalência da depressão entre as crianças epilépticas neste estudo, nove casos (18%) das 50 crianças com epilepsia com idades compreendidas entre os 7 e os 10 anos apresentavam uma pontuação de depressão ligeira na escala CDI, enquanto seis crianças (12%) do grupo de controlo correspondente apresentavam uma depressão ligeira. Apesar da maior prevalência de depressão entre as crianças com epilepsia em comparação com o grupo de controlo, não houve uma relação estatisticamente significativa entre a prevalência de depressão e a epilepsia. Estes resultados foram consistentes com o estudo turco realizado por Bilgic et al. em 2006,[(138)] . O estudo avaliou a prevalência de depressão em 30 doentes com idades compreendidas entre os 8 e os 16 anos com epilepsia idiopática primária, utilizando as pontuações do CDI. O nível de sintomas depressivos era mais elevado no grupo epilético do que no grupo de controlo, mas não era estatisticamente significativo.

No entanto, em contraste com este estudo, Jones et al.[(139)] , em 2007, estudaram crianças com idades compreendidas entre os 8 e os 18 anos com epilepsia de início recente (<1 ano de duração) de etiologia idiopática (n = 53) e um grupo de comparação saudável (n = 50) e revelaram taxas significativamente mais elevadas de perturbações depressivas (22,6 vs. 4%, p <.01) em comparação com o grupo de comparação que utilizou perturbações do Eixo I da 4.ª edição (DSM-IV). Do mesmo modo, Baki et al.[(62)] , em 2004, estudaram 35 crianças e adolescentes com convulsões (idades compreendidas entre os 7 e os 19 anos) e 35 controlos saudáveis do mesmo sexo (idades compreendidas entre os 8 e os 17 anos), numa análise transversal. Os doentes com epilepsia tinham pontuações CDI mais elevadas (média ± DP, 12,48 ± 6,35) do que os controlos (9,31 ± 5,11) (P < 0,05).

As variações entre estes resultados e os resultados dos outros estudos podem ser explicadas por uma série de factores que podem afetar a prevalência da depressão. **Primeiro:** a idade das crianças epilépticas no presente estudo foi (7-10 anos) para excluir o efeito da puberdade, enquanto os outros estudos incluíram tanto crianças como adolescentes nos seus sujeitos. Apoiando esta explicação, Oguz et al.[(140)] observaram mais sintomas de depressão em adolescentes (12-18 anos de idade) com epilepsia em comparação com crianças (9-11) anos de idade. O estudo aplicou o Children's Depression Inventory (CDI) a 35 doentes com epilepsia com idades compreendidas entre os 9 e os 18 anos e a 35 crianças saudáveis que serviram de grupo de controlo. Tanto o grupo de estudo como o grupo de controlo foram divididos em dois grupos etários (9 a 11 anos) e (12 a 18 anos). A pontuação da depressão (16,65 ± 8,32 e 8,15 ± 3,15, P < .05) foi significativamente mais elevada no grupo etário de crianças epilépticas (12 a 18 anos) do que no grupo de controlo. Thome-Souza et al.[(55)] também encontraram um predomínio de depressão em adolescentes e descobriram que a idade era um fator preditivo importante. **Segundo**: a prevalência da depressão pode variar devido à utilização de diferentes instrumentos e escalas de avaliação e diagnóstico. **Terceiro:** a maioria das crianças epilépticas deste estudo estava a tomar AEDs clássicos, 28% das quais estavam a tomar carbamazepina. Os problemas afectivos são complicações raras do tratamento com carbamazepina devido às suas propriedades antidepressivas, que está quimicamente relacionada com os antidepressivos tricíclicos. [(141)]

No que diz respeito à diferença de género entre as crianças epilépticas com depressão. No nosso estudo, verificámos que (66%) das crianças epilépticas com depressão eram do sexo masculino, enquanto (33%) eram do sexo feminino. Do mesmo modo, 63% das crianças epilépticas sem depressão eram do sexo masculino e 36% do sexo feminino. O grupo de amostragem das crianças epilépticas e das crianças de controlo era do sexo masculino e não houve uma relação significativa entre o sexo e a depressão nas crianças epilépticas.

Consistente com o nosso resultado, Baki et al.[(62)] e Hoare et al.[(145)] não encontraram relação entre género e depressão em crianças e adolescentes com epilepsia. No entanto, Bilgic et al.[(138)] verificaram que os rapazes adolescentes têm mais problemas emocionais e sugeriram que, na epilepsia, o género masculino pode ser um fator de risco para sintomas emocionais. As lojas[146] sugeriram uma taxa mais elevada de queixas depressivas nos rapazes. Embora a razão subjacente a este facto seja desconhecida, propôs que pode estar relacionada com expectativas mais elevadas dos homens na sociedade, o que, por sua vez, pode causar mais estigmatização.

O género tem sido considerado inconsistente como preditor de problemas psicológicos em crianças com epilepsia. No entanto, tem sido sugerido que as raparigas adolescentes apresentam mais sintomas depressivos do que os rapazes adolescentes ou as crianças mais novas na população em geral[9] , esta associação tem sido inconsistente na população com epilepsia. No entanto, esta variabilidade nas diferenças de género entre diferentes estudos pode dever-se à presença de muitos outros factores de risco que afectam o estado emocional das crianças com epilepsia, incluindo factores biológicos, sociais e farmacológicos, em comparação com outras crianças da população em geral sem esses factores de risco.

No que diz respeito à relação entre a prevalência de depressão e a idade de início das crises, este estudo não mostrou uma relação significativa, uma vez que a idade média de início das crises entre as crianças com depressão foi de (3,22) anos, o que não foi significativamente diferente da idade média de início das crises das crianças epilépticas sem depressão (3,19) anos.

Consistente com estes resultados, Thoma-Souza et al.[55] Baki et al.[62] Austin et al.[56,147] e Oguz et al.[140] não apoiaram as convulsões de início precoce como sendo um fator de risco para a depressão. Bilgic et al.[138] também não encontraram relações entre a duração da epilepsia, a idade de início e os sintomas psiquiátricos. No entanto, um estudo realizado por Bromfield et al.[148] sobre a colocação escolar sugeriu que os problemas de depressão e ansiedade podem ser mais comuns em crianças com uma idade mais tardia de início da epilepsia.

Uma possível explicação para estes resultados é que a idade média de início das crises entre as crianças epilépticas do presente estudo foi de 3 anos e presume-se que as crianças mais novas estão menos conscientes da sua doença e, portanto, menos afectadas. Estudos anteriores sugeriram que as crianças com início de crises após os 5 anos de idade apresentam mais frequentemente problemas comportamentais do que défices cognitivos,[149,150] enquanto se sabe que a idade precoce de início da epilepsia está associada a um mau resultado cognitivo.

[151,152]

As investigações sobre a relação entre o tipo de convulsão e a depressão no presente estudo como possível fator de risco mostraram que a maioria dos casos (89%) de crianças epilépticas com convulsões focais tinha depressão em comparação com (5%) sem depressão. Foi encontrada uma relação significativa entre depressão e crises focais ($p<.001$). Em consonância com estes resultados, Caplan et al.[105] utilizaram escalas de auto-relato do humor em 100 crianças com crises parciais complexas (CPSs), 71 crianças com epilepsia de ausência infantil (CAE) e 93 crianças normais, com idades compreendidas entre os 5 e os 16 anos. Os autores relataram taxas significativamente mais elevadas de depressão em crianças com CPS em comparação com crianças com CAE. Thome-Souza et al.[55] demonstraram que, em comparação com as crises generalizadas, as crises focais estão associadas a um maior risco de psicopatologia nas crianças. Além disso, Titus et al.,[153] sugeriram uma distinção entre subgrupos de crianças e adolescentes com epilepsia com base na localização das crises. Eles relataram taxas significativamente mais altas de sintomas depressivos em crianças e adolescentes com ELT e crises generalizadas.

Em contraste com estes resultados; Baki et al.,[62] Oguz et al.[140] e dunn et al.[154] não apoiam uma relação significativa entre o tipo de crise e a depressão no grupo de estudo de crianças com epilepsia. Ott et al.[43] examinaram a psicopatologia em 48 crianças com crises parciais complexas (CPS), 39 crianças com epilepsia generalizada primária com ausência (PGE) e 59 crianças não epilépticas, com idades compreendidas entre os 5 e os 16 anos. Não encontraram diferenças nas taxas de depressão entre os dois grupos no Schedule for Affective Disorders and Schizophrenia for School-Age Children (K-SADS).

A frequência e/ou recorrência de convulsões é outro fator de risco proposto para a depressão em crianças com epilepsia. 78% das crianças epilépticas com depressão ligeira tinham convulsões não controladas e 22% delas tinham convulsões controladas. Enquanto que entre as crianças epilépticas sem depressão, havia 20 casos (49%) com convulsões não controladas. Neste estudo, não foi possível detetar uma relação significativa entre a frequência das crises e a prevalência da depressão nas crianças com epilepsia.

Em consonância com este estudo, Thome-Souza et al.,[55] Caplan et al.,[105] Baki et al.,[62] e Bilgic et al.[138] não encontraram qualquer associação entre a frequência das crises e o risco de psicopatologia geral e perturbações afectivas. Estes resultados são apoiados por uma revisão da literatura[34] que sugere que a psicopatologia e os problemas emocionais não podem ser previstos de forma independente pela frequência das crises.

No entanto, em contraste com os resultados deste estudo, Turky et al.[155] mostraram que a frequência das crises estava significativamente associada a problemas emocionais e depressão. Oguz et al.[140] encontraram uma associação entre crises frequentes mal controladas, maior duração da epilepsia e problemas emocionais em crianças e adolescentes com epilepsia. Austin et al.,[147] encontraram uma relação significativa entre crises frequentes e problemas de internalização e depressão em crianças. A explicação para estes resultados incluiu a possibilidade de que tanto as crises como os problemas emocionais sejam causados por um distúrbio neurológico subjacente, ou seja, a crise em si não perturba o comportamento e as emoções. Assumiram que as crianças com maior disfunção neurológica teriam maior probabilidade de ter convulsões recorrentes e problemas emocionais.

Os achados do presente estudo podem ser explicados pela faixa etária mais jovem das crianças epilépticas do presente estudo em comparação com os adolescentes incluídos nos estudos anteriormente citados. Acreditamos que quanto maior a idade da criança, maior é a sua perceção das mudanças no seu quotidiano induzidas pela recorrência das crises e pela diferença em relação aos seus pares. Relativamente à hipótese da relação entre o grau de disfunção neurológica e o impacto emocional nas crianças, não foi possível avaliá-la neste estudo, uma vez que só foram incluídas crianças com epilepsia genética e não foram incluídos casos de síndromes epilépticos com epilepsia intratável ou atraso mental com disfunção neurológica subjacente.

No que diz respeito ao risco potencial de efeitos secundários emocionais dos regimes de tratamento, o estudo atual não mostrou qualquer relação entre a politerapia e a prevalência de depressão. Verificou-se que (77 %) das crianças epilépticas com depressão estavam a fazer politerapia, enquanto (80 %) das crianças epilépticas sem depressão estavam a fazer politerapia.

Consistente com estes resultados, Thome Souza et al.,[55] Austin et al.,[147] e Caplan et al.[105] ofereceram resultados equívocos, sugerindo que não há diferença significativa nas taxas de depressão entre crianças em monoterapia e aquelas em politerapia. No entanto, em contraste, Sabbagh et al.[150] encontraram uma relação significativa entre a politerapia e problemas de comportamento em crianças com epilepsia em idade escolar. Herman et al.[47] também descreveram problemas de comportamento em pacientes em politerapia, e Oguz et al.[140] descobriram que a politerapia era um preditor significativo para a presença de depressão em crianças e adolescentes com epilepsia.

Existe a hipótese de que a medicação anti-epilética possa ter um efeito na taxa de sintomas psiquiátricos em doentes epilépticos. No entanto, no presente estudo, a maioria dos casos com depressão estava a tomar medicação anti-epilética clássica, principalmente valproato de sódio (77%- 80%) e carbamezepina (33%- 34%). No nosso estudo, não se verificou uma relação significativa entre as DAE e a depressão em crianças epilépticas.

Em consonância com este estudo, Williams et al.,[59] Dunn et al.,[154] Caplan et al.,[105] Oguz et al.,[140] Kessler et al.,[157] e Alwash et al.[142] referiram que as DAE não foram consideradas factores de previsão consistentes de problemas de humor e depressão. Além disso, foi ainda demonstrado que algumas DAE têm efeitos ansiolíticos, especialmente as do grupo GABAérgico, como (valproato, gabapentina e vigabatrina), têm sido utilizadas com sucesso variável no tratamento de perturbações de ansiedade em estudos com adultos. [158-160]

No entanto, a depressão e o aumento da suicidalidade têm sido associados à utilização de fenobarbital em crianças com epilepsia. Verificou-se que as novas DAE, como o levetiracetam e o topiramato, aumentam o risco de sintomas depressivos em doentes com epilepsia. [139] No entanto, isto não pôde ser revisto no presente estudo devido a razões económicas, uma vez que a maioria das crianças com epilepsia recebeu os seus medicamentos de instituições de seguros de saúde onde as DAE clássicas são habitualmente utilizadas, ao passo que as novas DAE utilizadas pelos casos são geralmente caras e não são frequentemente utilizadas pelo nosso grupo de estudo. Por conseguinte, não havia um número significativo de casos com novas DAE para comparação.

Os factores familiares também foram considerados um importante fator de previsão da depressão. Este facto não foi confirmado pelo presente estudo, uma vez que não foi encontrada uma relação significativa entre a depressão e a história familiar de perturbações psiquiátricas e mentais. Em contraste com este estudo, está bem documentado que a depressão é uma doença familiar[161] , e os filhos de pais com depressão têm até oito vezes mais probabilidades de desenvolver depressão do que os filhos de pais sem depressão

depressão. [65] Esta relação parece ser igualmente válida para os doentes com epilepsia. Plioplys[66] descobriu que a história familiar de depressão foi relatada em até 50% dos pacientes com epilepsia e depressão. Thome-Souza et al.[55] descobriram que uma história familiar de psicopatologia aumenta o risco de depressão. No entanto, a baixa prevalência de distúrbios psiquiátricos entre as famílias das crianças epilépticas deste estudo pode ser devida a crenças culturais que ignoram ou negam o diagnóstico de problemas psiquiátricos. Além disso, não foi utilizado nenhum instrumento ou escala para avaliar a depressão materna e a avaliação da doença psiquiátrica nas famílias baseou-se principalmente na recolha da história clínica.

Verificou-se que a prevalência de fraco desempenho escolar é significativamente mais elevada nas crianças com epilepsia do que nos irmãos e no grupo de controlo (p=.004). Também foi encontrada uma relação significativa entre o fraco desempenho escolar e a depressão nas crianças epilépticas (P=.025) e (P=.011). Em consonância com estes resultados, Williams et al.[59] concluíram que os problemas de aprendizagem parecem aumentar o risco de perturbações de ansiedade. Certamente, é razoável esperar que o insucesso académico aumente a probabilidade de perturbação emocional em crianças e adolescentes que sofrem de dificuldades cognitivas. Isto é bem ilustrado num estudo realizado por Caplan et al.[105] que encontrou taxas mais elevadas de perturbações afectivas e de ansiedade em crianças com epilepsia que tinham capacidades verbais mais baixas. Estas ineficiências cognitivas podem interferir com a capacidade de desempenho da criança, aumentando assim as hipóteses de frustração e ansiedade graves. Também foi demonstrado que a idade precoce de início da epilepsia (a idade média era de 3 anos no nosso estudo) está associada a um mau resultado cognitivo,[151,152] . Outro estudo recente sugeriu que os fármacos antiepilépticos também podem induzir efeitos secundários cognitivos e comportamentais adversos clinicamente significativos. [162]

VI. RESUMO

A epilepsia é a doença neurológica mais comum na população pediátrica, estimando-se que a sua prevalência na infância seja de 0,05-1 %. [8, 9] Caracteriza-se por convulsões recorrentes (duas ou mais) não provocadas, separadas por mais de 24 horas.

Os doentes com epilepsia têm uma elevada prevalência de perturbações psiquiátricas comórbidas. Centrando-nos na prevalência de psicopatologia na epilepsia pediátrica, está documentado que as crianças com epilepsia têm um risco global estimado de (21-60%) de psicopatologia infantil,[53,54] o que é pelo menos três a seis vezes superior ao risco de psicopatologia na população pediátrica em geral (ou seja, 6,6%) e entre as crianças com uma doença crónica que não envolva o sistema nervoso central (ou seja, 11,6%). [55] As perturbações do humor e da ansiedade são as co-morbilidades psiquiátricas mais frequentes em doentes com epilepsia. [50,57,58]

O objetivo do presente estudo foi estimar a prevalência da depressão entre as crianças epilépticas e os seus irmãos e estudar alguns dos factores de risco multifactoriais, incluindo factores neurológicos, farmacológicos e psicossociais que podem afetar a prevalência da depressão entre as crianças epilépticas.

Este estudo foi efectuado com 100 crianças. Estas foram divididas em dois grupos: 50 crianças epilépticas e os seus 50 irmãos. O estudo incluiu também um terceiro grupo de 50 crianças como controlo. Todas as crianças tinham idades compreendidas entre os 6 e os 10 anos e não apresentavam condições médicas ou cirúrgicas crónicas, para excluir a influência fisiológica da puberdade e o impacto de outras doenças.

Para a avaliação dos sintomas de depressão nas crianças estudadas, foram utilizadas escalas de auto-relato, incluindo a escala do inventário de depressão infantil (CDI).

Neste estudo, das 50 crianças epilépticas, nove casos (18%) apresentavam depressão ligeira. No que diz respeito aos irmãos das crianças epilépticas, estes foram equiparados às crianças epilépticas no que diz respeito à idade e ao estatuto socioeconómico. Houve apenas dois casos de depressão ligeira (4%).

Encontrámos uma relação significativa entre a prevalência da depressão e as convulsões focais ($p<.001$), especialmente a epilepsia do lobo frontal e temporal, mas não encontrámos uma relação estatisticamente significativa entre a depressão e outros factores de risco relacionados com as convulsões, incluindo: idade precoce de início das convulsões, frequência, politerapia e fármacos antiepilépticos utilizados.

Verificou-se um desempenho escolar significativamente fraco ($p = 0{,}002$) entre as crianças epilépticas (42%) em comparação com os seus irmãos (16%) e as crianças de controlo (12%), e também se verificou uma relação significativa entre o fraco desempenho escolar das crianças epilépticas e a elevada prevalência de depressão ($p = 0{,}025$) entre estas crianças.

Conclui-se que não há grande impacto da epilepsia na vida social ou psicológica dos irmãos, especialmente entre as crianças pequenas. Concluiu-se também que, apesar da elevada prevalência de depressão entre as crianças com epilepsia, esta não foi estatisticamente significativa em comparação com as crianças do grupo de controlo. Este facto deve-se sobretudo à idade jovem deste grupo de estudo. Além disso, existe uma relação significativa entre convulsões focais e depressão. Não existe uma relação estatisticamente significativa entre a prevalência da depressão e outros factores de risco relacionados com as crises, como a idade precoce de início das crises, a frequência das crises, o tipo de terapia e os medicamentos antiepilépticos.

Recomendamos a monitorização regular da co-morbilidade psiquiátrica entre as crianças epilépticas utilizando escalas de auto-relato de rastreio, a intervenção precoce e a seleção adequada dos medicamentos antiepilépticos utilizados, com base no seu efeito psicotrópico negativo ou positivo. Tratamento adequado de quaisquer perturbações psiquiátricas detectadas em crianças epilépticas, quer através de terapia cognitivo-comportamental, quer através de medicamentos.

Início de programas de rastreio precoce nos centros de cuidados terciários, para a deteção de eventuais perturbações psiquiátricas em crianças com epilepsia, utilizando escalas de auto-relato. Formação de neurologistas e psicólogos pediátricos para a utilização regular de escalas de rastreio durante as sessões de acompanhamento, especialmente em crianças e adolescentes em idade escolar. Recomenda-se também a atualização das novas escalas de rastreio e a sua modificação para formas árabes adequadas às nossas crianças egípcias, a fim de garantir uma avaliação correta. Ao mesmo tempo, recomendamos que se estude um maior número de crianças epilépticas num trabalho de investigação multicêntrico, para determinar a condição de co-morbilidade psiquiátrica no Egito. Por fim, deve haver um apoio académico às crianças epilépticas nas escolas para melhorar o seu desempenho e, por conseguinte, diminuir as suas comorbilidades psiquiátricas.

VII. CONCLUSÕES

Do presente estudo, concluímos que:

1) Não há um aumento significativo da prevalência de depressão entre os irmãos das crianças epilépticas, pelo que não há um grande impacto da epilepsia na vida social ou psicológica dos irmãos, especialmente entre as crianças pequenas com uma estrutura familiar intacta, um estatuto socioeconómico médio e sem condições médicas ou cirúrgicas crónicas associadas.

2) A co-morbilidade psiquiátrica entre crianças epilépticas não é invulgar, mesmo entre crianças pequenas com idades compreendidas entre os 6 e os 10 anos. Registou-se uma taxa de prevalência de 18% de depressão ligeira. No entanto, apesar da elevada prevalência de depressão entre estas crianças, esta não foi estatisticamente significativa em comparação com o grupo de controlo.

3) Existe uma relação significativa entre convulsões focais e depressão, especialmente.

4) Não existe uma relação estatisticamente significativa entre a prevalência da depressão e outros factores de risco relacionados com as crises, como a idade precoce de início das crises, a frequência das crises, o tipo de terapia e os medicamentos antiepilépticos.

5) O desempenho escolar foi significativamente afetado entre as crianças epilépticas, uma vez que 42% das crianças epilépticas tiveram um mau desempenho escolar em comparação com 16% do grupo de controlo e 16% dos irmãos. Além disso, verificou-se uma elevada prevalência de depressão (78%) entre as crianças com mau desempenho.

VIII. RECOMENDAÇÕES

1) Início de programas de rastreio precoce nos centros de cuidados terciários, para deteção de quaisquer perturbações psiquiátricas em crianças epilépticas, utilizando escalas de auto-relato.

2) Formação de neurologistas e psicólogos pediátricos para a utilização regular de escalas de rastreio durante as sessões de acompanhamento, especialmente entre crianças e adolescentes em idade escolar.

3) Atualizar as novas escalas de rastreio e modificá-las para formas árabes, de modo a adaptarem-se às nossas crianças egípcias e a garantir uma avaliação adequada.

4) Bom controlo das crises em crianças epilépticas utilizando os medicamentos antiepilépticos adequados, tendo em conta o seu efeito psicotrópico positivo ou negativo.

5) Tratamento adequado de quaisquer perturbações psiquiátricas detectadas em crianças epilépticas, quer através de terapia cognitivo-comportamental, quer através de medicamentos.

6) Estudar um maior número de crianças epilépticas num trabalho de investigação multicêntrico para demarcar a condição de co-morbilidade psiquiátrica no Egito.

7) Apoio académico das crianças epilépticas nas escolas para melhorar o seu desempenho e, por conseguinte, diminuir as suas co-morbilidades psiquiátricas.

IX. REFERÊNCIAS

1. Blume W, Lüders H, Mizrahi E, Tassinari C, van Emde, Boas W, et al. "Glossário de terminologia descritiva para semiologia ictal: relatório do grupo de trabalho da ILAE sobre classificação e terminologia". Epilepsia 2001; 42: 1212-8.

2. Fisher R, Emde V, Boas W, Blume W, Elger C, Genton P, et al. "Epileptic seizures and epilepsy: definitions proposed by the International League Against Epilepsy (ILAE) and the International Bureau for Epilepsy (IBE)". Epilepsia 2005; 46: 470-2.

3. Jilek A. "Morbus sacer in Africa: some religious aspects of epilepsy in traditional cultures." Epilepsia 1999; 40: 382-6.

4. Hirtz D, Thurman DJ, Gwinn HK, Mohamed M, Chaudhuri AR, Zalutsky R. "Quão comuns são os distúrbios neurológicos 'comuns'?" Neurology 2007; 68: 326-37.

5. Hanneke M, de Boer, Mula M, Josemir WS. O fardo global e o estigma da epilepsia. Epilepsy & Behavior 2008; 12: 540-6.

6. Forsgren L, Beghi E, Oun A, Sillanpaa M. A epidemiologia da epilepsia na Europa: uma revisão sistemática. Eur J Neurol 2005; 12: 245-53.

7. Duncan JS, Sander JW, Sisodiya SM, Walker MC. Adult epilepsy. Lancet 2006; 367: 1087-100.

8. Waaler PE, Blom BH, Skeidsvoll H, Mykletun A. Prevalência, classificação e gravidade da epilepsia em crianças no oeste da Noruega. Epilepsia 2000; 41: 802-10.

9. Ekinci O, Titus JB, Rodopman AA, Berkem M, Trevathan E. Depressão e ansiedade em crianças e adolescentes com epilepsia: Prevalência, factores de risco e tratamento. Epilepsy & Behavior 2009; 14: 8-18.

10. Sander JW. "A epidemiologia da epilepsia revisitada". Curr Opin Neurol 2003; 16: 165-70.

11. Berg AT, Berkovic SF, Brodie MJ, Buchhalter J, Cross HJ, Boaset VE, et al. Terminologia e conceitos revistos para a organização das convulsões e epilepsias: Relatório da Comissão de Classificação e Terminologia da ILAE. Epilepsia 2010.

12. Freitag H e Tuxhorn I. Cognitive Function in Preschool Children after Epilepsy Surgery: Rationale for Early Intervention. Epilepsia 2005; 46: 561-7.

13. Jonas R, Asarnow RF, LoPresti C, Yudovin S, Koh S, Wu JY, Sankar R, et al. Surgery for symptomatic infant-onset epileptic encephalopathy with and without infantile spasms. Neurology 2005; 64: 746-50.

14. Jonas R, Nguyen S, Hu B, Asarnow RF, Lo Presti C, Curtiss S. Cerebral hemispherectomy: Hospital course, seizure, developmental, language, and motor outcomes. Neurology 2004; 62: 1712-21.

15. Ben-Ari Y. Acções excitatórias do GABA durante o desenvolvimento: a natureza da educação. Nat Rev Neurosci 2002; 3: 728-39.

16. Miriam H, Meisler, Jennifer A. Kearney. Mutações dos canais de sódio na epilepsia e noutras doenças neurológicas. Journal of Clinical Investigation 2005; 115: 2010-7.

17. McNamara JO, Huang YZ, Leonard AS. "Mecanismos de sinalização molecular subjacentes à epileptogénese". Sci. STKE 2006; 356: 12.

18. Herman ST. "Ensaios clínicos para a prevenção da epileptogénese". Epilepsy Res 2006; 68: 35-8.

19. Aroniadou-Anderjaska V, Fritsch B, Qashu F, Braga MF. "Patologia e fisiopatologia da amígdala na epileptogénese e epilepsia". Epilepsy Res. 2008; 78: 102-16.

20. Hitiris N, Mohanraj R, Norrie J, Brodie MJ. "Mortalidade na epilepsia". Epilepsy Behavior 2007; 10: 363-76.

21. Walczak TS, Leppik IE, D'Amelio M, Rarick J, So E, Ahman P, et al. "Incidência e factores de risco na morte súbita inesperada em epilepsia: um estudo de coorte prospetivo." Neurology 2001; 56: 519-25.

22. Hanna M. The National Sentinel Audit of Epilepsy Related Death. Neurology 2002; 18: 123-9.

23. Niedermeyer E, Silva FL. Eletroencefalografia: Basic Principles, Clinical Applications, and Related Fields. Elsevier Inc 2004; 34: 456-69.

24. Abou-Khalil B, Musilus K.E. Atlas de EEG & Seizure Semiology. Elsevier Inc 2006; 12: 435-56.

25. Cascino GD. "Epilepsia: perspectivas contemporâneas de avaliação e tratamento". Mayo Clinic Proc 1994; 69: 1199-211.

26. Baker GA, Jacoby A, Buck D. "Qualidade de vida em pessoas com epilepsia: um estudo europeu". Epilepsia 1997; 38: 353-362.

27. Michael V. Johnston. Tratamento da Epilepsia. In: Kliegman RM, Behrman RE, Jenson HB, Stanton BF, eds: Nelson Textbook of Pediatrics. 18ª edição. Philadelphia, Pa: Saunders Elsevier Inc 2007; 593.6: 2465-70.

28. Kwan P, Brodie MJ. "Identificação precoce da epilepsia refractária". NEJM 2000; 342: 314-9.

29. Birbeck GL, Hays RD, Cui X, Vickrey BG. "Redução de convulsões e melhoria da qualidade de vida em pessoas com epilepsia". Epilepsia 2002; 43: 535-8.

30. Berg AT, Langfitt JT, Spencer SS, Vickrey BG. "Interrupção de medicamentos antiepilépticos após cirurgia de epilepsia: um inquérito a neurologistas de centros de epilepsia dos EUA". Epilepsy Behav 2007; 10: 219-22.

31. Theodore WH, Fisher RS. "Estimulação cerebral para a epilepsia". Lancet Neurol 2004; 3: 111-8.

32. Takahashi, T, Tsukahara Y. "Utilidade dos óculos de sol azuis na epilepsia fotossensível". Epilepsia 1992; 33: 517-21.

33. Temkin NR. Ensaios de antiepileptogénese e prevenção de convulsões com fármacos antiepilépticos. Meta-análise de ensaios controlados. Epilepsia 2001; 42: 515-24.

34. Plioplys S, Dunn DW, Caplan R. "10-year research update review: psychiatric problems in children with epilepsy". J Am Acad Child Adolescente Psychiatry 2007; 46: 1389-402.

35. Levisohn PM. "A ligação autismo-epilepsia". Epilepsia 2007; 48: 33-5.

36. Titlic M, Basic S, Hajnsek S, Lusic I. Comorbilidade das perturbações psiquiátricas na epilepsia: Uma revisão da literatura. The Neurologist 2008; 105-9.

37. Barry J, Lembke A, Gisbert PA. Distúrbios afectivos na epilepsia. In: Ettinger AB, Kanner AM, eds. Psychiatric issues in Epilepsy: A Practical Guide to Diagnosisand Treatment. Philadelphia, PA: Lippincott Williams & Williams; 2007; 203-47.

38. Gibbs FA. Distúrbios psiquiátricos ictais e não ictais na epilepsia do lobo temporal. J Nerv Ment Dis.1951; 113: 522-8.

39. Pedro EH, Selim RB. Transtornos psiquiátricos associados à epilepsia. Neurologia 2010;

14:1-20.

40. Swinkels WA, Kuyk J, Van DR, Spinhoven P. Psychiatric comorbidity in epilepsy. Epilepsy Behav. 2005; 7: 37-50.

41. Manchanda R, Schaefer B, McLachlan RS. Transtornos psiquiátricos em candidatos a cirurgia para epilepsia. J Neurol Neurosurg Psychiatry. 1996; 61: 82-9.

42. Morales IG, Mayor P, Kanner AM. Comorbidades psiquiátricas na epilepsia. Artigo de revisão. The Neurologist 2008; 14: 15-25.

43. Ott D, Caplan R, Guthrie D. Medidas de psicopatologia em crianças com crises parciais complexas e epilepsia generalizada primária com ausência. J Am Acad Child Adolescente Psychiatry 2001; 40: 907-14.

44. Ott D, Siddarth P, Gurbani S, Koh S, Tournay A, Shields WD, et al. Behavioral disorders in pediatric epilepsy: unmet psychiatric need. Epilepsia 2003; 44: 5917.

45. Ekinci O, Titus JB, Rodopman AA, Berkem M, Trevathan E. Depressão e ansiedade em crianças e adolescentes com epilepsia: Prevalência, factores de risco e tratamento. Epilepsia & Comportamento 2009; 14: 8-18.

46. Davies S, Heyman I, Goodman R. A population survey of mental health problems in children with epilepsy (Um inquérito populacional sobre problemas de saúde mental em crianças com epilepsia). Dev Med Child Neurol 2003; 45:292-5.

47. Hermann BP, Seidenberg M, Bell B. Psychiatric comorbidity in chronic epilepsy: identification, consequences, and treatment of major depression. Epilepsia 2000; 41: 31-41.

48. Lambert MV, Robertson MM. Depressão na epilepsia: etiologia, fenomenologia e tratamento. Epilepsia 1999; 40: 21-47.

49. Gaitatzis A, Trimble MR, Sander JW. A comorbilidade psiquiátrica da epilepsia. Ata Neurol Scand. 2004; 110:207-20.

50. Grabowska-Grzyb A, Jedrzejczak J, Naganska E, Fiszer U. Risk factors for depression in patients with epilepsy. Epilepsy Behav. 2006; 8: 411-7.

51. Qin P, Xu H, Laursen TM. Risk for schizophrenia and schizophrenia- like psychosis among patients with epilepsy: population based cohort study. BMJ. 2005; 331: 23.

52. Devinsky O, Abramson H, Alper K, FitzGerald LS, Perrine K, Calderon J, et al. Post-

ictal psychosis: a case control series of 20 patients and 150 controls. Epilepsy Res. 1995; 20: 247-53.

53. Perini GI, Tosin C, Carraro C, Bernasconi G, Canevini MP, Canger R, et al. Transtornos interictais do humor e da personalidade na epilepsia do lobo temporal e na epilepsia mioclónica juvenil. J Neurol Neurosurg Psychiatry 1996; 61: 601-5.

54. Matsuura M, Oana Y, Kato M, Kawana A, Kan R, Kubota H, et al. Um estudo multicêntrico sobre a prevalência de perturbações psiquiátricas em novas consultas de epilepsia no Japão. Epilepsia 2003; 44:107-14.

55. Thomé-Souza S, Kuczynski E, Assumpção Jr F. Que factores podem ter um papel fundamental na determinação do tipo de perturbação psiquiátrica em crianças e adolescentes com epilepsia? Epilepsy Behav 2004; 5: 988-94.

56. Austin JK, Harezlak J, Dunn DW, Huster GA, Rose DF, Ambrosius WT. Problemas de comportamento em crianças antes das primeiras convulsões reconhecidas. Pediatrics 2001; 107: 115-22.

57. Dunn DW, Austin JK, Huster GA. Problemas de comportamento em crianças com epilepsia de início recente. Seizure 1997; 6: 283-7.

58. Kanner AM. Comorbilidade psiquiátrica em doentes com perturbações do desenvolvimento e epilepsia: uma abordagem prática ao seu diagnóstico e tratamento. Epilepsy Behav 2002; 3: 7-13.

59. Williams J, Steel C, Sharp GB. Ansiedade em crianças com epilepsia. Epilepsy Behav 2003; 4:729-32.

60. LAI TS. Aspectos psiquiátricos da epilepsia pediátrica. Boletim Médico 2009; 14: 5.

61. Otero S. Psicopatologia e ajustamento psicológico em crianças e adolescentes com epilepsia. Artigo de revisão. World J Pediatr 2009; 5: 12-7.

62. Baki O, Erdogana A, Kantarcic O, Akisikd G, Kayaalpa L, Yalcinkayab C. Anxiety and depression in children with epilepsy and their mothers. Epilepsy & Behavior 2004; 5: 958-64.

63. Ketter TA, Malow BA, Flamini R, White SR, Post RM, Theodore WH. Psicopatologia emergente de abstinência de anticonvulsivantes. Neurology 1994; 44: 5561.

64. Aldenkamp AP, Mulder OG. Consequências psicossociais da epilepsia. In: Goreczny A, Hersen M, editores. Handbook of pediatric and adolescent health psychology. Boston: Allyn & Bacon 1999; 105: 44.

65. Wickramaratne P, Weissman M. Onset of psychopathology in offspring by developmental phase and parental depression (Início da psicopatologia na descendência por fase de desenvolvimento e depressão parental). J Am Acad Child Adolescente Psychiatry 1998; 37: 933-42.

66. Plioplys S. Depression in children and adolescents with epilepsy (Depressão em crianças e adolescentes com epilepsia). Epilepsy Behav 2003; 4:39-45.

67. Rodenburg R, Marie Meijer A, Dekovic M, Aldenkamp AP. Preditores familiares de psicopatologia em crianças com epilepsia. Epilepsia 2006; 47: 601-14.

68. Rodenburg R, Meijer AM, Dekovic M, Aldenkamp AP. Factores familiares e psicopatologia em crianças com epilepsia: uma revisão da literatura. Epilepsy Behav 2005; 6: 488-503.

69. Kanner AM. Depressão e epilepsia: uma nova perspetiva sobre duas doenças intimamente relacionadas. Epilepsy Curr. 2006; 6: 141-6.

70. Hesdorffer DC, Hauser WA, Olafsson E. Depressão e tentativa de suicídio como factores de risco para convulsões não provocadas. Ann Neurol. 2006; 59: 35-41.

71. Jobe PC, Dailey JW, Wernicke JF. A noradrenergic and serotonergic hypothesis of the linkage between epilepsy and affective disorders. Crit Rev Neurobiol. 1999; 13: 317- 56.

72. Ryu JR, Jobe PC, Milbrandt JC. Morphological deficits in noradrenergic neurons in GEPR-9s stem from abnormalities in both the locus coeruleus and its target tissues. Exp Neurol. 1999; 156: 84- 91.

73. Yan QS, Jobe PC, Dailey JW. Further evidence of anticonvulsant role for 5-hydroxytryptamine in genetically epilepsy-prone rats. Br J Pharmacol. 1995; 115: 1314- 8.

74. Kuhn KU, Quednow BB, Thiel M. Tratamento antidepressivo em doentes com epilepsia do lobo temporal e depressão major: um estudo prospetivo com três antidepressivos diferentes. Epilepsy Behav 2003; 4: 674-9

75. Giovacchini G, Toczek MT, Bonwetsch R. Os receptores 5-HT 1A estão reduzidos na

epilepsia do lobo temporal após correção parcial do volume. J Nucl Med. 2005; 46: 1128-35.

76. Savic I, Lindstrom P, Gulyas B. Limbic reductions of 5-HT1A recetor binding in human temporal lobe epilepsy. Neurology. 2004; 62: 1343-51.

77. Toczek MT, Carson RE, Lang L. PET imaging of 5-HT1A recetor binding in patients withtemporal lobe epilepsy. Neurology 2003; 60: 749-56.

78. Sheline YI, Gado MH, Kraemer HC. Depressão não tratada e perda de volume do hipocampo. Am J Psychiatry 2003; 160: 1516-8.

79. Sheline YI, Sanghavi M, Mintun MA, Gado MH. A duração da depressão, mas não a idade, prevê a perda de volume do hipocampo em mulheres clinicamente saudáveis com depressão major recorrente. J Neurosci. 1999; 19: 5034-43.

80. Schubert M, Siegmund H, Pape HC, Albrecht D. Kindling-induced changes in plasticity of the rat amygdala and hippocampus. Learn Mem. 2005; 12: 520-6.

81. Hughes CR, Keele NB. A fenitoína normaliza o comportamento de medo exagerado em ratos tratados com p-clorofenilalanina (PCPA). Epilepsy Behav 2006; 9: 557-63.

82. Meschaks A, Lindstrom P, Halldin C. Regional reductions in serotonin 1A recetor binding in juvenile myoclonic epilepsy. Arch Neurol. 2005; 62: 94650.

83. Lydiard RB. O papel do GABA nas perturbações de ansiedade. J Clin Psychat 2003; 64: 21-7.

84. Kanner AM, Balabanov A. Depression and epilepsy: how closely related are they? Neurology 2002; 58: 27-39.

85. Blumer D, Montouris G, Davies K. A perturbação disfórica interictal: reconhecimento, patogénese e tratamento da principal perturbação psiquiátrica da epilepsia. Epilepsy Behav 2004; 5: 826-40.

86. Kanner AM. Psicose da epilepsia: a perspetiva de um neurologista. Epilepsy Behav 2000; 1: 219-27.

87. Kanner AM, Nieto JC. Transtornos depressivos na epilepsia. Neurologia 1999; 53: 2632.

88. Wiegartz P, Seidenberg M, Woodard A. Perturbação psiquiátrica co-mórbida na epilepsia crónica: reconhecimento e etiologia da depressão. Neurologia 1999; 53: 3-8.

89. Weller EB, Weller RA, Rowan AB, Svadjian H. Depressive disorders in children and

adolescents (Perturbações depressivas em crianças e adolescentes). In: Lewis M, editor. Child and adolescent psychiatry: a comprehensive textbook. Philadelphia: Lippincott Williams & Wilkins. 2002; 767-81.

90. Everett AV. Pharmacologic treatment of adolescent depression (Tratamento farmacológico da depressão do adolescente). Curr Opin Pediatr 2002; 14: 213-8.

91. Ryan ND. Tratamento medicamentoso da depressão em crianças e adolescentes. CNS Spectr 2003; 8: 283-7.

92. Luby JL, Heffelfinger AK, Mrakotsky C. O quadro clínico da depressão em crianças em idade pré-escolar. J Am Acad Child Adolescente Psychiatry 2003; 42: 340-8.

93. Birmaher B, Williamson DE, Dahl RE. Clinical presentation and course of depression in youth: does onset in childhood differ from onset in adolescence? J Am Acad Child Adolescente Psychiatry 2004; 43: 63-70.

94. Kanner AM, Barry JJ, Gilliam F. Psychiatric Comorbidities in epilepsy: Simplificando o reconhecimento e o diagnóstico para melhorar a qualidade de vida. Counseling Points 2009; 1: 1-15.

95. Kanner AM. Depressão na epilepsia: prevalência, semiologia clínica, mecanismos patogénicos e tratamento. Biol Psychiatry 2003; 54: 388-98.

96. Marcangelo MJ, Ovsiew F. Psychiatric aspects of epilepsy (Aspectos psiquiátricos da epilepsia). Psychiatr Clin North Am. 2007; 30:781-802.

97. Kanner AM, Soto A, Gross-Kanner H. Prevalência e caraterísticas clínicas dos sintomas psiquiátricos pós-ictais na epilepsia parcial. Neurologia 2004; 62: 70813.

98. Lopez-Rodriguez F, Altshuler L, Kay J. Depressão e lateralidade da região epileptogénica em doentes com crises do lobo temporal refractárias aos medicamentos. Epilepsia 1999; 40: 60.

99. Harden CL, Goldstein MA. Mood disorders in patients with epilepsy: epidemiology and management. CNS Drugs. 2002; 16: 291-302.

100. McConnell H, Duncan, Snyder P. Psychiatric Comorbidity in Epilepsy (Comorbilidade psiquiátrica na epilepsia). American Psychiatriy 1998; 245.

101. Kanner AM. Suicidality and epilepsy: a complex relationship that remains

misunderstood and underestimated. Epilepsy Curr. 2009; 9: 63-6.

102. Christensen J, Vestergaard M, Mortensen PB, Sidenius P, Agerbo E. Epilepsy and risk of suicide: a population-based case-control study. Lancet Neurol. 2007; 6: 6938.

103. Jones JE, Hermann BP, Barry JJ, Gilliam FG, Kanner AM, Meador KJ. Taxas e factores de risco de suicídio, ideação suicida e tentativas de suicídio na epilepsia crónica. Epilepsy Behav 2003; 43: 31-8.

104. Rafnsson V, Olafsson E, Hauser WA, Gudmundsson G. Mortalidade por causas específicas em adultos com convulsões não provocadas. Um estudo de coorte de incidência de base populacional. Neuro epidemiology 2001; 20: 232-6.

105. Caplan R, Siddarth P, Gurbani S. Depressão e perturbações de ansiedade na epilepsia pediátrica. Epilepsia 2005; 46: 720-30.

106. King RA, Schwab-Stone M, Flisher AJ. Psychosocial and risk behavior correlates of youth suicide attempts and suicidal ideation. Child Adolesc Psychiatry 2001; 40: 837-46.

107. Departamento de Saúde e Serviços Humanos dos EUA, Administração de Alimentos e Medicamentos, Centro de Avaliação e Investigação de Medicamentos, Gabinete de Ciências Translacionais, de Bioestatística. Revisão e avaliação estatística: medicamentos antiepilépticos e suicidalidade. 21 de maio de 2008.

108. Hesdorffer DC, Kanner AM. O alerta da FDA sobre suicidalidade e medicamentos antiepilépticos: Fogo ou falso alarme? Epilepsia 2009; 50: 978-86.

109. Manual de diagnóstico e estatística das perturbações mentais - quarta edição, revisão de texto (DSM-IV-TR). Washington, DC: Associação Americana de Psiquiatria; 1994.

110. Calleo J, Stanley M. Anxiety Disorders in Later Life: Diagnóstico diferenciado e estratégias de tratamento. Psychiatric Times 2008; 26: 8.

111. Shear K, Jin R, Ruscio AM, Walters EE, Kessler RC. Prevalência e correlações da perturbação de ansiedade de separação estimada em crianças e adultos do DSM-IV no National Comorbidity Survey Replication. Am J Psychiatry 2006; 163: 1074-83.

112. Baker GA, Spector S, McGrath Y, Soteriou H. Impact of epilepsy in adolescence, a UK controlled study (Impacto da epilepsia na adolescência, um estudo controlado no Reino Unido). Epilepsy Behav 2005; 6: 556-62.

113. Beyenburg S, Mitchell AJ, Schmidt D, Elger CE, Reuber M. Anxiety in patients with epilepsy: systematic review and suggestions for clinical management. Epilepsy Behav 2005; 7: 161-71.

114. Choi-Kwon S, Chung C, Kim H. Factores que afectam a qualidade de vida dos doentes com epilepsia em Seul, Coreia do Sul. Ata Neurol Scand 2003; 108: 428-34.

115. Freeman JB, Garcia AM, Leonard HL. Transtornos de ansiedade. In: Lewis M, editor. Child and adolescent psychiatry: a comprehensive textbook. Philadelphia: Lippincott Williams & Wilkins; 2002; 821-31.

116. Hoare P, Russell M. The quality of life of children with chronic epilepsy and their families: preliminary findings with a new assessment measure. Dev Med Child Neurol 1995; 37: 689-96.

117. Rodenburg R, Stams GJ, Meijer AM, Aldenkamp AP, Dekovic M. Psicopatologia em crianças com epilepsia: uma meta-análise. J Pediatr Psychol 2005; 30: 453-68.

118. Wood LJ, Sherman E , Hamiwka LD , Blackman R.N., Wirrell E. Depressão, ansiedade e qualidade de vida em irmãos de crianças com epilepsia intratável. Epilepsy & Behavior 2008; 13: 144-8.

119. Houtzager BA, Grootenhuis MA, Last BF. Adjustment of siblings to childhood cancer: a literature review. Support Care Cancer 1999; 7: 302-20.

120. Sharpe D, Rossiter L. Siblings of children with chronic illness: a meta-analysis (Irmãos de crianças com doenças crónicas: uma meta-análise). J Pediatr Psychol 2002; 27: 699-710.

121. Williams J, Steel C, Sharp GB. Ansiedade dos pais e qualidade de vida em crianças com epilepsia. Epilepsy Behav 2003; 4: 483-6.

122. Pal DK, Chaudhury G, Das T, Sengupta S. Predictors of parental adjustment to children' s epilepsy in rural India. Child Care Health Dev 2002; 28: 295-300.

123. Trute B, Hauch C. Social network attributes of families with positive adaptation to the birth of a developmentally disabled child (atributos da rede social das famílias com uma adaptação positiva ao nascimento de uma criança com deficiência de desenvolvimento). Can J Community Ment Health 1988; 7: 5-16.

124. Quinn H, Nikolov B, Jovine L, et al. Como reagem as pessoas com epilepsia quando são

encaminhadas por sintomas de depressão? In: Reunião Anual de 2006 da Sociedade Americana de Epilepsia. San Diego, Califórnia, EUA, 2006.

125. Gilliam FG, Barry JJ, Hermann BP. Deteção rápida da depressão major na epilepsia: um estudo multicêntrico. Lancet Neurol. 2006; 5: 399-405.

126. Hesdorffer DC, HauserWA, Olafsson E. Epilepsy and suicide risk. Lancet Neurol. 2007; 6: 847- 8.

127. Pompili M, Vanacore N, Macone S. Depressão, desespero e risco de suicídio em doentes com epilepsia. Ann Ist Super Sanita. 2007; 43: 425-9.

128. Ketter TA, Post RM, Theodore WH. Positive and negative psychiatric effects of antiepileptic drugs in patients with seizure disorders (Efeitos psiquiátricos positivos e negativos dos fármacos antiepilépticos em doentes com perturbações convulsivas). Neurologia 1999; 53: 5367.

129. Selai C, Bannister D, Trimble M. Antiepileptic drugs and the regulation of mood and quality of life (QOL): the evidence from epilepsy. Epilepsia 2005; 46: 50-7.

130. Dunn DW, Austin JK. Diagnóstico diferencial e tratamento de perturbações psiquiátricas em crianças e adolescentes com epilepsia. Epilepsy Behav 2004; 5: 10-7.

131. Tieffenberg JA, Wood EI, Alonso A, Tossutti MS, Vicente MF. Um ensaio de campo aleatório do ACINDES: um modelo de formação centrado na criança para crianças com doenças crónicas (asma e epilepsia). J Urban Health 2000; 77: 280-97.

132. Austin JK, McNelis AM, Shore CP, Dunn DW, Musick B. Um estudo de viabilidade do programa familiar de controlo de crises: "Be Seizure Smart". J Neurol Neurosci Nurs 2002; 3 4: 30-7.

133. Greenlee BA, Ferrell RB, Kauffman CI, McAllister TW. Complex partial seizures and depression (convulsões parciais complexas e depressão). Curr Psychiatry Rep. 2003; 5: 410-6.

134. Kovacs M. The family Socio-economic level scale, Arabic form. Por El-Shakhs AS, Eg Anglo library 1995.

135. Kovacs M. Children's Depression Inventory (CDI), forma árabe. Por Ghareeb AG, Eg Anglo library 1995

136. Kovacs M. Equipa do MHS. Children's Depression Inventory (CDI): atualização do manual técnico. Toronto: Multi-Health Systems Inc.2003.

137. Castaneda A, McCandless BR, Palermo DS. Children's Manifest Anxiety Scale (CMAS), forma árabe. Por Elpeblawy VE, Eg Anglo library 1986.

138. Bilgic A, Yilmaz S, Tiras S, Deda G, Kilic EZ. Gravidade do semptom de Depressão e Ansiedade num grupo de crianças com epilepsia e factores relacionados. Jornal Turco de Psiquiatria 2006; 17: 165-72.

139. Jones JE, Watson R, Sheth R, Caplan R, Koehn M, Seidenberg M, et al. Comorbilidade psiquiátrica em crianças com epilepsia de início recente. Child Neurol 2007; 49: 493-7.

140. Oguz A, Kurul S, Dirik E. Relationship of epilepsy-related factors to anxiety and depression scores in epileptic children. J Child Neurol 2002; 17: 37-40.

141. Schmitz, B. Effects of Antiepileptic Drugs on Mood and Behavior (Efeitos dos fármacos antiepilépticos no humor e no comportamento). Epilepsia 2006; 47: 28-33.

142. Austin JK, Risinger MW, Beckett LA. Correlatos de problemas de comportamento em crianças com epilepsia. Epilepsia 1992; 33: 1115-22.

143. Alwash RH, Hussein MJ, Matloub FF. Sintomas de ansiedade e depressão entre adolescentes com convulsões em Irbid, no norte da Jordânia. Seizure 2000; 9: 412-6.

144. Ettinger D, Wesbrot E, Nolan, Gadow K, Vitale A, Andriola M, et al. Sintomas de depressão e ansiedade em doentes com epilepsia pediátrica. Epilepsia 1998; 39: 595-9.

145. Hoare P, Kerley S. Psychosocial adjustment of children with chronic epilepsy and their families. Dev Med Child Neurol 1991; 33: 201-15.

146. Stores G. School-children with epilepsy at risk for learning and behavior problems. Dev Med Child Neurol 1978; 20: 502-8.

147. Austin JK, Dunn DW, Caffrey HM, Perkins SM, Harezlak J, Rose DF. Convulsões recorrentes e problemas de comportamento em crianças com as primeiras convulsões reconhecidas: um estudo prospetivo. Epilepsia 2002; 43: 1564-73.

148. Bromfield EB, Altshuler L, Leiderman DB. Metabolismo cerebral e depressão em pacientes com crises parciais complexas. Arch Neuro 1992; 49: 617-23.

149. Hermann BP, Schwartz MS, Karnes WE, Vahdat P. Psychopathology in epilepsy:

relationship of seizure type to age at onset. Epilepsia 1980; 21: 15-23.

150. Sabbagh SE , Soria C, Escolano S, Bulteau C , Dellatolas G. Impacto das caraterísticas da epilepsia e dos problemas de comportamento na colocação escolar de crianças. Epilepsy & Behavior 2006; 9: 573-8.

151. Meador KJ, Gilliam FG, Kanner AM, Pellock JM. Cognitive and behavioral effects of antiepileptic drugs (Efeitos cognitivos e comportamentais dos medicamentos antiepilépticos). Epilepsy Behav 2001; 2: 1-17.

152. Elger CE, Helmstaedter C, Kurthen M. Epilepsia crónica e cognição. Lancet Neurol 2004; 3: 663-72.

153. Titus JB, Kanive R, Sanders SJ, Blackburn LB. Perfis comportamentais de crianças com epilepsia: relatos de pais e professores sobre preocupações emocionais, comportamentais e educacionais no BASC-2. Psychol Schools 2008; 45: 892-903.

154. Dunn DW, Austin JK, Huster GA. Sintomas de depressão em adolescentes com epilepsia. J Am Acad Child Adolescente Psychiatry 1999; 38: 1132-8.

155. Turky A, Beavis JM, Thapar AK, Kerr MP. Psicopatologia em crianças e adolescentes com epilepsia: uma investigação de variáveis preditivas. Epilepsy Behav 2008; 12: 136-44.

156. Vazquez B, Devinsky O. Epilepsia e ansiedade. Epilepsy Behav 2003; 4: 20-5.

157. Kessler RC, Avenevoli S, Merikangas K. Mood disorders in children and adolescents: an epidemiologic perspective (perturbações do humor em crianças e adolescentes: uma perspetiva epidemiológica). Biol Psychiatry 2001; 49: 1002-14.

158. Mula M, Pini S, Cassano GB. O papel dos medicamentos anticonvulsivantes nas perturbações de ansiedade: uma revisão crítica das provas. J Clin Psychopharmacol 2007; 27: 263-72.

159. Kinrys G, Pollack MH, Simon NM. Ácido valpróico para o tratamento da perturbação de ansiedade social. Int Clin Psychopharmacol 2003; 18: 169-72.

160. Rosenthal M. Tiagabine for the treatment of generalized anxiety disorder: a randomized, open-label, clinical trial with paroxetine as a positive control. J Clin Psychiatry 2003; 64: 1245-9.

161. Mitchell J, McCauley E, Burke PM, Calderon R, Schloredt K. Psychopathology in

parents of depressed children and adolescents. J Am Acad Child Adolescente Psychiatry 1989; 28: 352-7.

162. Bromley RL, Leeman BA, Baker GA, Meador KJ. Efeitos cognitivos e de desenvolvimento neurológico dos fármacos antiepilépticos. Epilepsia e Comportamento 2011; 22: 916.

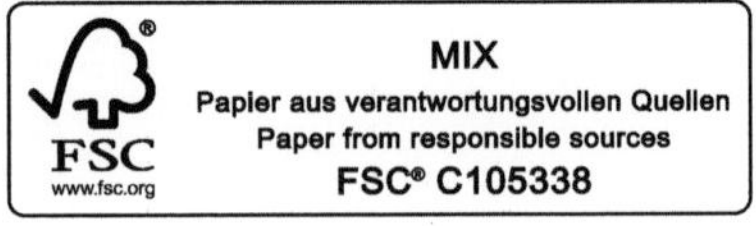

Printed by Books on Demand GmbH, Norderstedt / Germany